29,90

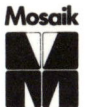

Karl Ryberg

FARBTHERAPIE

Die Wirkung der Farben auf
Körper und Seele
Ein praktischer Ratgeber

Mosaik Verlag

Titel der Originalausgabe: **Levande Färger**
Originalverlag: ICA Bokförlag, Västerås, Schweden, 1991

Übersetzung aus dem Schwedischen: Barbara Jungblut

Der Mosaik Verlag ist ein Unternehmen
der Verlagsgruppe Bertelsmann

© 1991 ICA-förlaget AB, Västerås och Karl Ryberg
Alle deutschsprachigen Rechte Mosaik Verlag GmbH,
München 1992 / 5 4 3 2 1

Redaktion: Monika König
Textbearbeitung: Christine Schrödl
Typographie: Caroline Sieveking, München
Satz: Filmsatz Schröter, München
Druck und Bindung: Wiener Verlag,
Himberg bei Wien
Printed in Austria
ISBN 3-576-10179-9

Inhalt

Eine Einladung 9

Farben in der Natur 12

Reaktionen auf Licht und Farben 16

Farben und Kulturgeschichte 22
 Die Magie der Farben 22
 Die alte Kunst der Farbherstellung 24
 Der Symbolgehalt von Farben 26
 Farbe und sprachliche Kommunikation 30
 Okkulte Farbsymbolik 34

Farbe im Alltagsleben 37
 Signalfarben 38
 Beeinflussen Farben das Bewußtsein? 39
 Lebensmittel müssen die richtige Farbe haben 42
 Einrichtungsfarben sollen funktionell sein 44

Licht und Sehen 47
 Was ist Licht? 47
 Unsere optische Wahrnehmung 49

Die Reaktionen des Körpers 53
 Rot aktiviert und stimuliert 54
 Blau beruhigt und dämpft 56
 Experimente mit anderen Farben 56
 Kann die Haut Farben «sehen»? 57

Die Wirkung auf die Psyche 59
Farben entsprechen dem Temperament 59
Kinder lieben klare Farben 61
Die Beeinflussung der Psyche durch Farben 62
Warme und kalte Farben 65
Was Farbtests aussagen 65

Behandlung mit Farben und Licht im Krankenhaus 69
Rotes Licht und Narbenbildung 69
Blaues Licht für gelbsüchtige Säuglinge 70
Weißes Spektrallicht gegen Winterdepression 71
Ultraviolettes Licht gegen Karies und Schuppenflechte 72
Infrarotes Licht bei Muskelkrämpfen 73

Die Geschichte der Farbtherapie 74
Das alte Ägypten und Indien 76
Mittelalter, Renaissance und Aufklärung 77
Das neunzehnte und zwanzigste Jahrhundert 79

Das heimliche Leben der Farben 84

Die heilenden Superfarben der Zukunft 101
Monochrome Farben wirken gezielt 102
Absolut reine Farben findet man auch in der Natur 104
Die Farben der Zukunft existieren schon 105
Russische Lichtexperimente mit Laser 107
Meine eigenen Erfahrungen 111

Die moderne Farbtherapie 115
Vier Fallstudien 116
Auswertung und Kritik 134
Wann ist eine Farbtherapie sinnvoll? 136
Der Zeitplan 138
Farbtherapie eignet sich nicht für jeden 139
Die Stimulierung des seelischen Bewußtseins 141

Regenbogenfarben und neue
Perspektiven des Denkens   143
   Östliche Weisheit und Psychologie   145
   Grundbedürfnisse des Menschen   147
   Therapien, die zum Herzen sprechen   148

Farbpsychologie im Alltagsleben   151
   Selbstbehandlung mit Farben   152
   Farben für einfache Hauskuren   154
   Farbtips für Zuhause   164
   Farbtips für den Arbeitsplatz   167
   Spezielle Farbbehandlungen   169

Farbe als Lebensstil   174
   Mode   174
   Werbung   176
   Unterricht und Lernen   177

Literatur   180

Register   188

Die Kunst der Medizin ist es,
den Patienten zu unterhalten,
während die Natur für die Heilung sorgt.
Voltaire

Für Ron

Eine Einladung

Dies ist ein Buch über Farben und vor allem darüber, wie Farben uns beeinflussen, wie unser Körper auf sie reagiert und wie wir diese Erfahrungen in Medizin und Psychologie, Kunst und Mode, im Berufsleben und Unterricht einsetzen können.

Ohne Übertreibung kann man wohl sagen, daß ausnahmslos jeder Mensch von den Farben seiner Umgebung berührt und geformt wird. Die Freude am ästhetischen Genuß ist zudem bei uns allen ausgeprägt, und so suchen wir nach Schönheit, Harmonie und Gleichklang. In einer Welt ohne Farbe würde ein Mensch, der seine Augen gebrauchen kann und nicht blind ist, wohl sterben.

Farben formen unser Bild von der Welt und wirken auf unsere Seele

Schöne Farben und Lebenslust sind eins. Beide beflügeln unsere Gedanken und Gefühle, beide erwecken Erinnerungen und Träume. Sie wirken wie ein Schlüssel zu unseren verborgenen Sehnsüchten. Jeder, der einmal die flammende Pracht eines Sonnenuntergangs beobachtet hat, kennt diesen Zustand. Der russische Maler Wassily Kandinsky hat dies mit den Worten «Farben beeinflussen in erster Linie unsere Seele» zusammengefaßt.

Die Psychologie und die Psychotherapie beschäftigen sich mit der Erforschung und Heilung seelischer Leiden. Doch damit nicht genug. Man weiß heute, daß mit der Linderung psychischer

Erkrankungen auch automatisch viele körperliche Störungen verschwinden. Mit diesem Phänomen setzt sich die Psychosomatik auseinander. Die Seele regiert demnach den Körper und macht zuweilen die wunderbarsten Heilerfolge möglich. In unserem einleitenden Zitat drückt der französische Philosoph Voltaire diesen Sachverhalt etwas poetischer aus. Aber auch die Farbtherapie wirkt in diesem Sinne, indem sie unterhaltsam ist und Freude schenkt, so daß mit ihrer Hilfe alles Überflüssige, Schmerzhafte und Begrenzende abgeworfen werden kann.

Farben symbolisieren Übermut, Freiheit und die Fülle der Natur. Man muß sich deshalb nicht darüber wundern, wenn sich gesunde und aufgeweckte Kinder immer spontan zu kräftigen Farben hingezogen fühlen. Farben als therapeutische Hilfsmittel sind aus diesem Grund nichts Neues. In der Spieltherapie benutzt man Farben beispielsweise schon lange, um psychische Ebenen zu stimulieren, die mit Worten allein nicht zu erreichen sind. Ein weiteres berühmtes Beispiel ist der von Hermann Rorschach entwickelte Test, bei dem über die Interpretation von Farbklecksen auf die jeweiligen Persönlichkeitsstrukturen geschlossen wird.

Farbschwingungen haben eine heilende Wirkung auf den Organismus

Farben besitzen jedoch nicht nur ästhetische und seelische Qualitäten. Sie wirken auch aufgrund ihrer biologischen und medizinischen Eigenschaften, die sich als sehr bedeutend erwiesen haben. Das betrifft besonders die Behandlung mit farbigem Licht, das vor allem auf den Hautwiderstand und die Herz- und Lungenfunktion einwirkt. Darüber hinaus sind Hormone zum Teil äußerst lichtempfindlich, und sie beeinflussen ihrerseits unsere Lebensrhythmen und unsere

Raumwahrnehmung. Die Schwingungen der Farben lösen im Körper also die unterschiedlichsten Reaktionen aus.

All das trifft nicht nur auf den Menschen zu. Auch Säugetiere, Vögel, Fische und Insekten reagieren in starkem Maße auf Bestrahlung mit farbigem Licht. Russische Forscher haben beweisen können, daß sogar Zellen farbempfindlich sind. Auch die Biomedizin untersucht das erstaunliche Verhalten der kleinsten Bausteine unseres Körpers gegenüber Farbeinflüssen. Moderne Geräte eröffnen hier neue Möglichkeiten der Farbtherapie.

Ich möchte Sie nun zu einer spannenden Reise durch die Welt der Farben einladen. Es gibt viel über das Wesen und den Einsatz von Farben zu berichten, und wir werden sicher nur einen Ausschnitt der vielfältigen Ideen und Theorien zeigen können. Ich hoffe jedoch, daß Ihnen der nun folgende Überblick zusammen mit den vielen praktischen Ratschlägen eine Fülle von Inspirationen schenkt, diese Reise auch auf eigene Faust fortzusetzen.

Körperzellen bei Mensch und Tier sind farbempfindlich

Farben in der Natur

Farbe – eines der besten und schnellsten Kommunikationsmittel

Alle Lebewesen kommunizieren miteinander. Kommunikation kann durch Berührung geschehen, wenn eine Katze sich gegen ein Bein schmiegt, oder durch den Geruchssinn, wenn eine Frucht appetitanregend duftet. Ein Vogel singt sein Lied und benutzt den Klang für seine Botschaft. Eine Blume prangt in leuchtenden Farben, ihr Medium ist das Licht.

Im Tier- und Pflanzenreich werden oft Farben verwendet, um lebenswichtige Funktionen zu steuern. Die enorm hohe Lichtgeschwindigkeit macht die Farben zu einem der besten Kommunikationsmittel. Kein anderes Signal ist schneller, und das hat die Natur gut zu nutzen verstanden. Wir wissen nämlich, daß das Auge bei allen höher entwickelten Tierarten das wichtigste Sinnesorgan ist. Das einfachere Sehvermögen bei den niederen Tierarten beruht oft nur auf lichtempfindlichen Zellen in der Haut des Tieres. Das trifft vor allem auf Würmer und Larven zu, die daher auch keine Farben wahrnehmen können.

Auf einer höheren Entwicklungsstufe finden wir Insekten, Vögel, Fische und Reptilien. Sie alle scheinen Farbqualitäten wahrnehmen zu können. Es folgt eine große Gruppe von Säugetieren, bei denen das Farbensehen unterschiedlich gut ausgeprägt ist. Haustiere wie beispielsweise Hunde, Katzen, Schweine und Huftiere können erwiesenermaßen verschiedene Farben voneinander unterscheiden, während Nagetiere lediglich Lichtkontakte wahrnehmen. Eine genetische Erklärung für letzteres Phänomen wäre, daß die ersten Säugetiere lange Zeit nur Nachttiere waren und das Farbensehen deshalb nicht entwickelten. Alle höheren Primaten (Affen, Menschenaffen und der Mensch) verfügen hingegen über ein verfeinertes Farbensehen. Was jedoch die Kombination von Tag- und Nachtsehen betrifft, so ist das menschliche Auge unübertroffen.

Durch leuchtende Farben locken Pflanzen Insekten und Vögel zur Futtersuche und gleichzeitig zur Bestäubung an. Bei vielen Pflanzen und Früchten ist es anhand der jeweiligen farblichen Zeichnung erkennbar, ob sie eßbar oder giftig sind. Früchte dienen vor allem den Affen und Vögeln als wichtige Nahrungsquelle. Die entsprechenden Farben der Früchte liegen deshalb im Sehvermögen dieser Tiere, die dadurch besonders angezogen werden. Fliegenpilz, Belladonna oder Opiummohn wirken hingegen durch ihr Farbspiel abstoßend und weisen sich damit als Giftpflanzen aus.

Farbe wirkt im Tier- und Pflanzenreich als Lockmittel

Viele Tiere sind also auf bestimmte Farben spezialisiert, was sich die Pflanzenwelt zunutze macht. Bei Insekten ist zum Beispiel das Wahrnehmen blauer Farbnuancen besonders ausgeprägt; sie werden deshalb besonders von Blüten im ultravioletten und blauweißen Farbspektrum angezogen. Vögel und Schmetterlinge verfügen hingegen über andere Fähigkeiten der Wahrnehmung. Ihr Farbsehen konzentriert sich auf rote Farbtöne. Die von Vögeln bestäubten Blüten sind also meist von leuchtend roter Farbe. Darüber hinaus gibt es Blumen, die nach der Bestäubung ihre Farbe wechseln und damit signalisieren, daß sie keinen weiteren Besuch wünschen.

Auch in der Tierwelt werden Farben dazu benutzt, einen Sexualpartner auf sich aufmerksam zu machen. Die meisten Vogelmännchen stolzieren mit einem farbenprächtigen Federschmuck umher, und derjenige mit dem auffallendsten Gefieder gewinnt schließlich die Gunst des umworbenen Weibchens. Pavianweibchen hingegen zeigen ihre Bereitwilligkeit durch ihr rotes Gesäß.

Instinkte werden bei Tieren durch Farben gesteuert

Farben beeinflussen in der Tierwelt nicht nur das Paarungsverhalten, sondern regeln zum Teil auch die Rangordnung und manche Instinkte. Bei Vögeln wird das Füttern der Nachkommenschaft durch die Kehlfarben ihrer Jungen gesteuert. Dies ist auch der Grund, warum es dem kleinen Kukkuck, der die Täuschung durch Farben beherrscht, gelingt, seine Pflegeeltern irrezuführen. Viele Tierarten benutzen zudem Farben, um ihr Revier zu markieren. Farben dienen als Warnung. Am auffallendsten wirkt die Kombination von Gelb und Schwarz, die die Natur anscheinend für giftige und aggressive Tiere reserviert hat. Bienen, Wespen, Tiger, Leoparden, Giftfrösche und Korallenschlangen gehören zu dieser Familie. Die Giraffe ist wohl die einzige Ausnahme.

Bestimmte Farbkombinationen können auch als Tarnung dienen: die Zeichnung des Zebras, die fleckige Haut der Kröte, die grüne Färbung der Blattlaus. Am elegantesten hat vielleicht das Chamäleon dieses Problem gelöst; es vermag sich perfekt dem jeweiligen Hintergrund anzupassen. Aber auch die Scholle, manche Frösche und der Hermelin verbessern ihre Überlebenschancen durch einen Farbwechsel, der in unterschiedlicher Geschwindigkeit gelingt.

Die meisten Vogelweibchen sind unauffällig graubraun gesprenkelt wie ihre Eier. Dadurch sind sie schwerer zu entdecken, was während der Brutzeit besonders von Vorteil ist. Es ist für die Weibchen lebenswichtig, selbst minimale Farbveränderungen erkennen zu können und für subtile Farbnuancen sensibel zu sein. Dieser alte Instinkt ist möglicherweise die Ursache für die hochentwickelte Fähigkeit der Menschenfrauen, Farben wahrzunehmen. Störungen beim Farbensehen oder gar Farbblindheit treten bei Frauen nämlich äußerst selten auf. Nur 0,5 Prozent der weiblichen, jedoch 10 Prozent der männlichen Bevölkerung leiden darunter. Wahrscheinlich wird das Farbensehen des modernen Menschen bis heute von den Erfahrungen der Urzeit geprägt, und wir werden noch weitere Parallelen zwischen Pflanzen- und Tierreich und dem Menschen finden.

Frauen sind seltener farbenblind als Männer

Reaktionen auf Licht und Farben

Zahlreiche Wissenschaftler haben mit unterschiedlichen experimentellen Methoden den biologischen Einfluß von Licht auf die verschiedenartigsten Lebensformen untersucht. In erster Linie wurden visuelle Effekte studiert, aber darüber hinaus auch andere Formen der Wahrnehmung, um zu verstehen, wie Licht und Farbe ohne den Weg über das Auge wirken. Deutlich wurde, daß alle Organismen auf individuelle Weise vom Licht angezogen werden. Die Versuche mit Pflanzen und Tieren lassen interessante Rückschlüsse auf vergleichbare Reaktionsweisen beim Menschen zu.

Alles Lebendige strebt dem Licht entgegen

Pflanzen strecken sich bekanntlich dem Licht entgegen, was Phototropismus genannt wird. Rein mechanisch erklärt sich dieses Phänomen dadurch, daß die Stütz- und Stammzellen der Pflanze die Tendenz haben, auf der Schattenseite schneller zu wachsen. Das Schattenlicht ist bläulich und unterstützt dadurch anscheinend die schnelle Entwicklung, während rötliches Licht wachstumshemmend wirkt. Man hat festgestellt, daß Saatkartoffeln, die bei rötlichem Licht gelagert werden, keine Luftkeime bilden. Später bringen diese Kartoffelpflanzen dann eine gute Ernte.

Rötliches Licht wirkt wachstumshemmend

John Ott, der lange Zeit Naturaufnahmen für Walt Disney filmte, machte die Erfahrung, daß künstliches Scheinwerferlicht den Blütenrhythmus von Pflanzen völlig durcheinanderbringt, das heißt, Knospen öffnen sich nicht, und Früchte reifen zur falschen Zeit. Nach und nach entdeckte er den tiefgreifenden Zusammenhang zwischen Licht, Farbe und der Fruchtbarkeit der Pflanzen. Viele seiner Beobachtungen sind heute für die modernen, hocheffizienten Treibhauskulturen von grundlegender Bedeutung. Blumen und Gemüse können fast industriell zu jeder beliebigen Jahreszeit produziert werden. Es kommt nur darauf an, das künstliche Licht so zu dosieren, daß Farbtöne und Hell-Dunkel-Zyklen optimal auf die jeweilige Pflanze zugeschnitten sind. Die Resultate sind bemerkenswert, doch gehen viele dieser schnellwachsenden, künstlich gesteuerten Pflanzen ein, wenn sie in eine natürliche Umgebung kommen.

Höhere Ernten durch künstliches Treibhauslicht

Eßbare Pflanzen, die bei verschiedenen Experimenten unter Farblicht gezüchtet wurden, reagierten mit großer Heftigkeit auf die jeweiligen Farbschwingungen. Sie zeigten ein verändertes Aussehen, hatten einen anderen Geschmack und eine andere Konsistenz. Kresse wurde bei rötlichem Licht dünn und bitter, bei grünlichem Licht strohig. Unter bläulichem Licht sprossen üppige, wohlschmeckende Pflanzen, während die Kontrollgruppe bei weißem Licht normal gedieh.

Im Weinbau hat man entdeckt, daß sich Hefepilze am wohlsten fühlen und den besten Wein ergeben, wenn die Maischbottiche gelb beleuchtet werden. Eine andere Erfahrung ist, daß Fett bei bläulichem und ultraviolettem Licht schneller ranzig wird. Um dies zu vermeiden, wird Milch oft in rotbraunen Glasflaschen angeboten.

Hefepilze mögen Gelb, Blau läßt Fett ranzig werden

Licht und spezielle Farbkombinationen beeinflussen auch den Lebensrhythmus der meisten

Tiere. Sogar Bazillen wenden sich dem Licht zu. Man hat zahlreiche Tierversuche durchgeführt, um die verschiedenen Reaktionsmuster besser zu verstehen. Doch leider wurden viele der so gewonnenen Erkenntnisse hemmungslos in der Tierzucht und Tierhaltung ausgenutzt.

Der Lebensrhythmus von Tieren kann durch Farben manipuliert werden

Eine Henne legt beispielsweise ein Ei pro Tag. Man kann dies jedoch manipulieren, indem man das Tier zwei zwölfstündigen Lichtzyklen aussetzt. Die arme Henne glaubt nun, daß in diesen vierundzwanzig Stunden zwei Tage vergangen seien und beeilt sich, die doppelte Zahl von Eiern zu legen, um mit der künstlichen Sonne Schritt zu halten. Beim Durchleuchten der Hühnereier mit fluoreszierendem, ultraviolettem Licht kann man im übrigen frische Eier sofort von fauligen unterscheiden. Frische Eier zeigen einen rosa Schimmer, während alte bläulich aussehen.

In der Pelzzucht werden ebenfalls Licht und Farben dazu benutzt, höhere Gewinne zu erlangen. Der Mink trägt im Winter einen weißen Pelz zur natürlichen Tarnung, und für diesen weißen Hermelin bekommt der Händler einen besseren Preis als für das normale braune Fell. In der Natur reagiert das Tier auf die extrem kurzen Wintertage mit Hormonausschüttungen, die seinem Fell die weiße Farbe geben. Ein gezüchteter Mink wird hingegen täglich einige Stunden lang einem bläulichen Licht ausgesetzt, das für den frostigen Polartag typisch ist. Unabhängig von Minustemperaturen und Schneefall wird so dem Tier suggeriert, daß der Winter vor der Tür stehe und es Zeit sei, den Pelz zu wechseln. Wenn hingegen Chinchillas während der Zeit ihrer Paarung und Trächtigkeit einer bläulichen Beleuchtung ausgesetzt werden, erhält man einen Überschuß an weiblichen Tieren, die einen weicheren und feineren Pelz haben, was sie unter kommerziellen Gesichtspunkten wertvoller macht. Bei einer Bestrahlung mit rotem Licht würde man übrigens künstlich einen Überschuß an männlichen Tieren erzeugen. Ähnliche Manipulationen sind in der Fischzucht möglich.

Die Stare und Tauben rund um den Londoner Piccadilly Circus – um ein weiteres Beispiel zu nennen – sind ständig den riesigen, bunt flimmernden Leuchtreklamen ausgesetzt. Die intensive Neonbeleuchtung stimuliert ihre Geschlechtshormone und läßt sie deshalb das ganze Jahr über fruchtbar sein. Normale Stare legen hingegen nur zwischen Mai und August Eier, was auch dem natürlichen Lebensrhythmus anderer Vogelarten entspricht.

Die extremsten Beispiele für den Einfluß von Farben lieferten in Tierversuchen Mäuse und Ratten. Die Tiere wurden dazu in speziellen Glaskäfigen gehalten und monatelang ununterbrochen einem bestimmten Farblicht ausgesetzt. Trotz bestem Futter, genügend Luft und Auslauf starben nach und nach viele Tiere an der einseitigen «Farbnahrung». Vor allem Rot, Orange und Rosa wirkten in ihrer Einseitigkeit tödlich. Man könnte diese monotonen Farbeinflüsse mit den Folgen eines langen Vitaminmangels vergleichen. Mäuse, die nur mit rotem und rosa Licht bestrahlt wurden, entwickelten zwar bei den Versuchen einen erhöhten Appetit und nahmen schnell an Gewicht zu, sie starben jedoch aufgrund der Dauerbestrahlung. Überhaupt scheinen rotes und gelbes Licht die Hungergefühle bei Säugetieren zu stimulieren, während blaues und grünes Licht eher dämpfend wirkt.

Eine einseitige Farbbestrahlung mit Rot vermag Mäuse zu töten

Farbversuche in der Veterinärmedizin

Farben wirken aber auch heilend auf Pflanzen und Tiere. In der Veterinärmedizin hat man beispielsweise mit Erfolg überanstrengte Arbeitspferde in Ställen mit blauen Fenstergläsern gehalten, um die Erholungsphase zu intensivieren. Der Stall von Rennpferden bekam einen blauen beziehungsweise einen orangeroten Innenanstrich. Die Tiere in der blauen Abteilung beruhigten sich nach einem Rennen verhältnismäßig schnell, während die in dem orangeroten Stall untergebrachten Pferde länger nervös blieben.

Wie wir schon wissen, können die meisten Säugetiere mit Ausnahme der höheren Primaten nur begrenzt Farben wahrnehmen. Aus diesem Grund muß diese Farbtherapie ihre Wirkung über einen anderen als den visuellen Weg entfaltet haben. Die Pferde empfingen die Farbinformationen nicht über ihre Augen, und darauf weist auch ein anderer Umstand bei diesem Experiment hin, von dem der Farbforscher und Kunstprofessor Johannes Itten berichtet. In dem blaugestrichenen Stall gab es keine Fliegen, dagegen wurden die Pferde im orangeroten Stall von ihnen geplagt.

Blau schützt vor Insekten, Gelb zieht sie an

Tatsache ist, daß gelbe Kleidung an einem Sommerabend allerlei Insekten und Stechmücken anzieht. Früher sah man darin ein schlechtes Omen, und Gelb stand deshalb in dem Ruf, eine böse Farbe zu sein. Außerdem heißt Beelzebub auf arabisch: «Herr der Fliegen». Wir sehen hier eine Verflechtung von biologischen Fakten mit Aberglauben, primitiver Religion und Magie, deren Spuren wir im nächsten Kapitel nachgehen wollen, denn Farben haben natürlich auch uns Menschen stets in hohem Maße beeinflußt. Wir gehören jedoch heute zu der ersten Generation von Menschen, die einer extrem hohen Farbdosis ausgesetzt ist – durch Neonreklamen, Diskolicht, Filme und Bildschirme. Wir sollten uns deshalb von Zeit zu Zeit an die Ergebnisse der Tierversuche erinnern, um ein Gefühl dafür zu entwikkeln, wie stark Farben in unser Leben eingreifen können.

Farben und Kulturgeschichte

Die Magie der Farben

Die Schamanen bedienten sich der Zauberkraft der Farben

*I*n der Frühgeschichte scheint der Gebrauch von Farben eng mit rituellen magischen Praktiken verbunden gewesen zu sein. Man glaubte an den göttlichen Schutz durch farbige Amulette. Farbstoffe wurden als besonders zauberkräftige und wirkungsvolle Kraftquellen geehrt. Deshalb waren alle Formen von Malerei und bildender Kunst den Schamanen vorbehalten. Man war überzeugt, daß mit ihrer Hilfe diese Medizinmänner und -frauen in direkter Verbindung mit den Naturgeistern standen. Nur wenige Eingeweihte durften die verborgene Kraft der Farben kennenlernen und benutzen.

Diese Tendenz zu Geheimlehren und mythischen Traditionen findet man übrigens in allen primitiven Kulturen. In einem ganz konkreten Sinne war Wissen Macht, und es wurde deshalb eifersüchtig bewacht und vor der Öffentlichkeit verborgen. Die ersten Schriftzeichen waren geheim, auch der Umgang mit Zahlen war lediglich den Eingeweihten vorbehalten. Nur ganz wenige Menschen konnten lesen, schreiben und rechnen. Auch die Astronomie, Medizin, Metallurgie und Musik sind zunächst als magische Künste entwickelt worden. Zwischen Wissenschaft und Religion wurde einst nicht unterschieden.

Grabfunde aus der Zeit der Neandertaler weisen darauf hin, daß Farben bei religiösen Zeremonien bereits von großer Wichtigkeit gewesen sein müssen. Dem Verstorbenen wurden Waffen und Nahrungsmittel als Opfergaben ins Grab gelegt; genauso wichtig waren aber auch farbige Perlen und Steine. Häuptlinge und Priesterinnen wurden nach ihrem Tod dadurch geehrt, daß man ihre Gebeine rot bemalte. Die berühmte altsteinzeitliche Statuette der Venus von Willendorf scheint eine Fruchtbarkeitsgöttin darzustellen. Die aus Mammutknochen geschnitzte üppige Frauengestalt weist Reste einer ockerroten Bemalung auf. Die Farbe war offenbar ein wichtiger Bestandteil dieses sexuellen Kultobjekts.

Rotbraun ist die magische Farbe der Urzeit

In der jüngeren Altsteinzeit, vor etwa 20 000 Jahren, entstanden eindrucksvolle Höhlenmalereien. Die Wände und Decken der Höhlen von Lascaux und Altamira sind mit magischen Bildern, zumeist Jagdszenen mit Hirschen und Bisons, dekoriert. Auch hier findet man vorwiegend die Farben Rot, Ocker und Braun. Die frühen Menschen bevorzugten anscheinend bei der Herstellung von Kultgegenständen und Talismanen, denen sie magische Kraft zusprachen, rötliche Farbtöne.

Die uralte Sitte, sich zu schminken und die Haut zu tätowieren, wurzelt ebenfalls in dem magischen Denken unserer Vorfahren. Die Farbe wurde nach einem exakt vorgeschriebenen Muster, der Kriegsbemalung, aufgetragen. Da die Farbe heilig und der Sphäre der Götter und Geister vorbehalten war, wurde durch das Bemalen des Körpers demnach auch dem einzelnen Menschen ein Teil der übernatürlichen Kraft, Weisheit und Schönheit verliehen. Ägypter, Griechen und Araber überlieferten diese Tradition bis in unsere Zeit. Die einst geheimen Rituale wurden jedoch nach und nach entweiht und standen

Von der Kriegsbemalung zur Kosmetikindustrie

schließlich allen offen. Sie sind nun die Grundlage der modernen Kosmetikindustrie!

Die alte Kunst der Farbherstellung

Die Farben der Macht in der Antike und im Mittelalter

Indem der magische Aspekt der Farben verlorenging, wurden auch die Pigmentherstellung, das Färben und die Malerei nicht mehr als Zauberkunst betrachtet, sondern entwickelten sich zu einem soliden Handwerk. Während der Antike und im Mittelalter war das Tragen von Farben vor allem mit weltlicher Macht und Status verbunden. Farbige Kleider, Gegenstände und Gebäude zeugten von Reichtum, denn die Herstellung reiner Farben wie Purpur- und Cochenillerot, Lapislazuli- oder Indigoblau, Gelb und aus Elfenbein gebranntes Schwarz, war unglaublich teuer. Arme Leute mußten sich mit den einfachen matten Erdfarben zufriedengeben.

Dem römischen Kaiser war beispielsweise der Schmuck einer purpurgefärbten Toga vorbehalten, während die Konsuln lediglich purpurfarbene Borten an ihren Mänteln tragen durften. Purpur, diese prachtvolle rotviolette Farbe, wurde mit der Würde und dem Rang des Gottes Jupiter verbunden, und ihre Herstellung verursachte enorme Kosten. Man gewann die Farbe aus einer Drüse der Purpurschnecke, aber jede dieser Schnecken produzierte nur wenige Milligramm der kostbaren Substanz. Für ein einziges Kleidungsstück benötigte man Hunderttausende von Schnecken, die man auch noch eigens importieren mußte. Phönizische Kaufleute kontrollierten damals den lohnenden Purpurhandel. Der Rohstoff wurde zu einem wichtigen politischen Faktor.

Lapislazuli war ein anderer exklusiver Farbstoff der Antike. Das Rohmaterial bestand aus blauen Edelsteinen, die pulverisiert wurden, um dann mit Öl und Firnis vermischt zu werden. Das Ergebnis war eine blaue Paste von äußerster Farbreinheit und Farbbeständigkeit.

Die aufwendige Herstellung ließ die Farbe zu einem Luxusgut werden

Von Indien kam über die Karawanen der Seidenstraße ein anderer legendärer Blauton in das Abendland: das Indigo, dunkelblaue Farbkristalle mit einer violetten Tönung. Den Rohstoff lieferte hier ein Strauch, dessen Blätter man mehrfach gären ließ und die dann mit Harn gesäuert wurden. Nach dem Verdunsten der Flüssigkeit konnte man schließlich die begehrten mitternachtsblauen Farbpartikel gewinnen.

Das Indische Gelb war ein hellgelber Farbstoff, bekannt für seine Leuchtkraft und Farbbeständigkeit. Wie so oft war die Herstellung ein Geheimnis, doch nach und nach erfuhr man die recht profane Wahrheit: Es handelte sich dabei um Harnkristalle! Dazu mußte man Rinder ausschließlich mit Mangoblättern und unreifen Mangofrüchten füttern und ihnen das Trinkwasser vorenthalten. Dadurch färbte sich der Harn der Tiere, die diese Prozeduren allerdings kaum überlebten, intensiv gelb.

Eine andere Luxusfarbe der Vergangenheit ist das sogenannte Elfenbeinschwarz, eine tiefschwarze Farbe, die nie ausbleicht. Sie wurde aus Elefantenzähnen hergestellt, die langsam, mit einem Minimum an Luftzufuhr, im Feuer verkohlten.

Ein ebenso teurer wie beliebter Farbstoff war das leuchtende Cochenille, das mit dem Karminrot verwandt ist. Das rote Farbpigment war einst Hauptbestandteil von Lippenstiften. Die Rezeptur wirkt allerdings ein wenig abstoßend. Die intensive rote Farbe wurde nämlich aus kleinen, auf Kakteen lebenden Schildläusen gewonnen. Die Insekten mußten dafür eingesammelt, getrocknet und gemahlen, aber auch sorgfältig sortiert werden, denn man konnte nur die weiblichen Exemplare für die Farbherstellung verwenden.

Unsere Vorfahren liebten leuchtende Farbnuancen

Wenn man die Geschichte dieser alten, traditionellen Farben betrachtet, fällt auf, daß sie allesamt ungeheuer kostspielig waren. Zum Teil hergestellt aus Elfenbein und Edelsteinen, schienen sie wirklich Gold wert zu sein. Und es bereitete große Mühe, die richtige Farbnuance zu treffen, das heißt, Farben von großer Leuchtkraft und Beständigkeit zu erzeugen, eben keine düsteren Erdfarben oder blassen Pastelltöne, die womöglich beim Waschen oder in der Sonne ausbleichten. Für die wenigen Farben, die den höchsten Ansprüchen genügten, hegte man großes Interesse. Reine, satte Farben waren äußerst begehrt.

Der Symbolgehalt von Farben

Die Menschen waren also zu allen Zeiten vernarrt in bunte Farben, und bei vielen Völkern wurde den Farben darüber hinaus eine besondere Symbolik zugesprochen. Man stellte Farben also nicht nur zu reinen Dekorationszwecken her. Fast alle Kulturen entwickelten spezielle Regeln und Tabus, die vor allem durch bestimmte Kleiderordnungen ihren Ausdruck fanden und die zum Teil bis heute gültig sind. Dazu kamen die jeweils geltende Mode und der sogenannte «gute Geschmack», durch die oft sehr strenge Forderungen aufgestellt wurden.

In China sah man beispielsweise in der kaiserlichen Familie direkte Nachkommen der heiligen Sonne. Aufgrund dieser Abstammung besaß sie das Recht, Gelb zu tragen. Wurden jedoch andere Höflinge in gelben Gewändern ertappt, mußten sie diesen Frevel sofort mit dem Leben büßen.

Jede Gesellschaft und Epoche entwickelt Farbtabus und Kleiderordnungen

Im Islam ist die Farbe Grün eng mit dem Propheten Mohammed verbunden. Die warme, grasgrüne Farbnuance wird sowohl bei den Arabern wie bei den Israelis als Farbe des Siegers betrachtet. Die Fahne Saudi-Arabiens ist ebenfalls grün, aber kein frommer Moslem trägt grüne Kleider oder besitzt grüne Teppiche.

Andere Länder, andere Sitten: In China zeigt man seine Trauer beispielsweise durch das Tragen von weißer Kleidung, im Westen ist Schwarz die Farbe des Todes, und in Mexiko ehrt man die Toten mit der Farbe Gelb. In der jüdischen, kabbalistischen Tradition ist der Tod mit der Farbe Blau verbunden. Bei Hochzeiten trägt im Orient die Braut oft ein rotes Kleid, während sie bei uns traditionell in Weiß vor den Traualtar tritt.

Farben sind oft auch als Indikator für das Anständige oder Verbotene benutzt worden: Das Blau, die Farbe der Jungfrau Maria, bezeichnet vor allem in katholischen Ländern das Reine und Keusche. In England waren die Prostituierten einst dazu gezwungen, in der Öffentlichkeit rote Kleider zu tragen. Rosa wurde in unserem Jahrhundert zur Farbe der homosexuellen Männer, während die lesbischen Frauen Lila als Erkennungsfarbe auserkoren haben.

Ein altes europäisches Farbtabu verbietet, Blau und Grün zu kombinieren. Diese beiden Farben wurden nämlich im Mittelalter von Gauklern, Artisten und Narren getragen, die – wie auch

Schauspieler und Komödianten – damals wenig Ansehen genossen und fast vogelfrei waren.

Der Arzt oder Medikus war damals ebenfalls von geringem Stand. Bei der Krankenpflege trug man rote Kleidung, aber nicht aus dem womöglich praktischen Grund, Blutflecken zu verbergen. Vielmehr wurden Krankheiten als böse Geister angesehen, die die Seele des Patienten plagten, und das beste Heilmittel war, die Dämonen mit Hilfe von roter Farbe in die Flucht zu schlagen. Im alten Indien war Rot sogar die Farbe des Grauens. Kali, die Göttin des Todes und der Zerstörung, zeigt sich in roter Farbe. Im Nahen Osten wurde hingegen Türkis als die geeignete Schutzfarbe gegen Krankheiten und den bösen Blick angesehen.

In Europa war Gelb meist die Farbe der Hinterlist und heimtückischen Krankheit. Die Pestfahne war gelb, und Gelb bedeutete immer schlimmes Leiden. Ansonsten symbolisierte die schwarze Farbe Bosheit oder Tod. Seeräuber segelten zum Beispiel unter der gefürchteten schwarzen Flagge. Auch die Karren der Henker waren von schwarzer Farbe, deshalb verbinden wir Schwarz oft mit grausamer Strafe.

Farben markieren Rangordnungen in Staat, Kirche, Militär und beim Sport

Im kriegerischen und politischen, später auch sportlichen Bereich dienten Farben immer als Erkennungsmerkmal, sei es über die Farbe von Heeresbannern, Flaggen, Uniformen und Trikots, sei es durch die Bezeichnung politischer Strömungen und Parteien oder um die Markierung von Rangfolgen in Kirche, Staat und Gesellschaft.

In Frankreich entwickelte sich beispielsweise im 12. Jahrhundert ein strenges wie kompliziertes heraldisches System für die Kriegstruppen. Man wollte über die besondere Gestaltung und Farbgebung der Waffen, Banner, Schilde und Rüstungen die Verdienste der jeweiligen Familien sichtbar machen und sie damit auszeichnen. In der Sprache der Heraldik steht Gold oder Gelb für Ehre, Silber oder Weiß für Treue, Rot für Mut, Blau für Frömmigkeit, Grün für Jugend, Purpur für die königliche Familie, Schwarz für Trauer und Orange für Ausdauer. Diese Symbolfarben wurden dann in phantasievollen Ornamenten und Bildern eingesetzt.

Die Sprache der Heraldik lebt in den Länderflaggen weiter

Die farbenprächtigen mittelalterlichen Banner mit ihrem Wappenschmuck wurden nach und nach immer mehr stilisiert. Aus ihnen entwickelten sich unsere modernen Länderflaggen. Ganze Nationen identifizieren sich heute mit bestimmten einfachen Farbmustern, wobei allerdings die Farbsymbolik der mittelalterlichen Kriegsbanner ihre Gültigkeit verloren hat. Allgemein verstanden wird jedoch, daß eine weiße Flagge – ein altes Zeichen für Treue und guten Willen – nun Kapitulation signalisiert.

Nirgendwo waren Farben allerdings so eng mit den Familientraditionen und Bundesgenossen verbunden wie in Schottland. Jeder Clan besaß ein eigenes Kiltmuster, das bis ins Detail vorgegeben war. Es gibt Hunderte solcher verschiedener Muster, die Teil einer besonderen Kommunikation durch Farbe sind. Aber auch die bunten Volkstrachten wirken in diesem Sinne. Die jeweiligen Farben und Muster haben Signalwirkung und verstärken gleichzeitig das Zusammengehörigkeitsgefühl.

Bunte Volkstrachten vermitteln ein Gefühl der Zusammengehörigkeit

Auch die Kirche entwickelte eine eigene Farbsymbolik. Die ersten christlichen Priester trugen sicherlich grüne oder blaue Mäntel. Der schwarze Mantel wurde erst um das Jahr 500 eingeführt.

29

Damals konnte sich das Papsttum stabilisieren, und das Christentum begann, sich zu verändern. Die ursprünglich rebellische Befreiungsreligion wurde allmählich zum Machtfaktor zur Unterdrückung Andersgläubiger. Die Kardinäle begannen, Purpur zu tragen, eine Farbe, die früher dem römischen Kaiser vorbehalten war.

Die fünf liturgischen Farben

Papst Pius V. stellte dann im Jahr 1570 feste Regeln über die Verwendung von Farben bei sakralen Feiern auf. In seinem Farbkanon wurden fünf liturgische Farben empfohlen, und die Reformation änderte nichts an dieser Festlegung. So bedeutet Grün Dreifaltigkeit und das sprießende Leben. Rot steht für den Heiligen Geist und Märtyrertum. Violett ist die Farbe des Fastens und der Buße. Weiß ehrt die Freude und Einheit, während Schwarz das Zeichen für Trauer und Tod ist.

Farbe und sprachliche Kommunikation

In den meisten Kulturen benutzte man Farben, um vor allem Emotionen treffend zu charakterisieren und anschaulich zu machen. Die Sprache der Farben entwickelte sich und fand Eingang in alltägliche Redewendungen. Die Farbsymbolik ist jedem verständlich, selbst wenn mit einer Farbe unterschiedliche Bedeutungen verknüpft werden.

Rot schlägt kompromißlos Alarm

Rot ruft fast immer Aufmerksamkeit hervor und weist auf etwas Wichtiges oder Eiliges hin. Der Farbname Rot stammt von dem Sanskritwort «rudhia». Es bedeutet übersetzt «Blut», und Blut ist ein lebenswichtiger Stoff. Man sucht den roten Faden bei komplizierten Zusammenhängen, oder rote Zahlen verlangen eine sofortige Reaktion. Das Akute und Intensive, das mit dem Rot verbunden ist, kann jedoch auch ins Negative umschlagen, und man sieht plötzlich rot. Ist jemand wirklich verzweifelt, so besucht er vielleicht das Rotlichtviertel seiner Stadt, wo die käufliche Liebe zu finden ist. Rot ist eine kompromißlose Farbe und ihre Symbolik meist feuriger oder dramatischer Natur.

Mit der Farbe *Blau* werden die widersprüchlichsten Gefühlslagen und Bedeutungen assoziiert. Sie bezeichnet einerseits den Adel und die Tradition, andererseits das Elende, Kranke und Schmutzige. Vergleichen wir: Blau ist elegant, und Blaublütige brauchten sich nicht mit körperlicher Arbeit zu befassen (um nicht mit Sonnenbräune das Blau ihrer Venen zu überdecken). «Cordon bleu» ist das blaue Band, das höchste Qualität auszeichnet. Demgegenüber wollen wir uns keinen blauen Dunst vormachen lassen und keinesfalls blauäugig sein. Bei einem traurigen Blues können wir durchaus einige Tränen vergießen. Ein Betrunkener ist blau, und hinter einem «blue movie» verbirgt sich ein saftiger Pornofilm. Blau kann also in unserer Sprache die unterschiedlichsten Dinge symbolisieren.

Blau – Nuancen zwischen Eleganz und Dekadenz

Auch *Grün* besitzt eine doppelte Bedeutung. Es bezeichnet zunächst einmal das Junge, Frische und Unreife. Die Jugend ist meist noch grün hinter den Ohren. Ein Grünschnabel besitzt noch nicht allzuviel Lebenserfahrung. Die Farbe Grün wird jedoch auch mit Wachstum und Fruchtbarkeit sowie mit dem daraus entstehenden Reichtum verbunden. Wenn man den grünen Daumen besitzt, gedeihen die Zimmerpflanzen besonders gut, und vielleicht kommt man eines Tages auf den grünen Zweig. Man wird reich und besitzt Geld wie Heu. Geht jedoch etwas schief und je-

Grüner Reichtum erzeugt auch Neid

mand anderes steckt den Gewinn ein, dann werden wir grün vor Neid – und es gibt ja auch noch jenen ungesunden Farbton, den wir Giftgrün nennen...

Mit Gelb wird oft unbewußt Verrat verbunden

Im europäischen Sprachgebrauch ist das *Gelb* der Sonne wenig beliebt. Gelb sei eine häßliche Farbe, heißt es, und damit basta. Dieses hartnäckige Vorurteil entstammt der christlichen Tradition. Es wird behauptet, daß Judas Ischariot beim Abendmahl einen gelben Mantel getragen habe. Die gelbe Farbe wurde in der Folge zum Symbol für Verrat und Betrug. Kein Geld zu haben und seine Ideale feige für Geld zu verkaufen, wird ebenfalls damit assoziiert. Im anglo-amerikanischen Sprachgebrauch bezeichnet man als «yellow press» den oberflächlichen Journalismus der Boulevardblätter.

Das schwarze Loch der Trauer und des Verbotenen

Auch die *schwarze* Farbe zählt zu den Prügelknaben. Über das Schwarz läßt sich nicht viel Gutes sagen, sondern es wird immer mit Tod, Trauer oder mit schmutzigen Geschäften verbunden sein. Wer hat nicht schon einmal von Schwarzer Magie und schwarzen Messen gehört oder schwarzgesehen und bei Trauer Schwarz getragen? Ganz sicher haben viele auch schon schwarzgearbeitet oder schwarzes Geld erhalten. Schwarz ist also die Farbe des Unerlaubten und Abweichenden. Das schwarze Schaf der Familie weigert sich, die traditionelle Rolle auszufüllen. Schwarz ist nicht nur die Farbe der Trauer, sondern lockt darüber hinaus zu pikanter Erotik und sexuell Verbotenem. Und kommt es ganz schlimm, dann sagen wir, etwas sei schwarz wie die Nacht.

Weiß – das Gute triumphiert

Wenn wir Schwarz abscheulich finden, erscheint uns das *Weiß* um so zarter und unschuldiger. Die weiße Farbe verkörpert dann unsere

Sehnsucht nach absoluter Perfektion. Weiß symbolisiert die Reinheit, das Jungfräuliche wie auch das unbeschriebene Blatt. Das Unbekannte und Unerforschte wird zu weißen Flecken auf der Landkarte. Ein Weißbuch dokumentiert die grundsätzliche politische Haltung der Regierung zu einer bestimmten Frage. Mit der Farbe Weiß wollen wir das Klare und Akzeptable, aber auch das Scharfsinnige und Pfiffige unterstreichen.

Wenn Weiß alle Nuancen von Reinheit und strenger Klarheit repräsentiert, gilt dies keineswegs für die *rosa* Farbe. Rosa beinhaltet als Wortsymbol Obertöne von Romantik und jugendlicher Schwärmerei. Rosa ist luftig, leicht und berauschend. «La vie en rose» heißt ein von Edith Piaf unsterblich gemachtes Chanson. Es handelt von der Liebe im Frühling und von rosagefärbten Wolken. Dieselbe Wirkung zeigt die sprichwörtliche rosa Brille. Wenn man eine rosarote Brille trägt, ist man meist verliebt, romantisch und ein bißchen verrückt. Um in der Welt zurechtzukommen, sollte man jedoch die Geheimnisse dieser Farbe ergründen, denn Rosa symbolisiert auch das stille Einverständnis. Die alten Römer nahmen ihre Festmahlzeiten gern unter Rosenbaldachinen ein. Die vertraulichen Informationen, die Freunde und Liebespaare dort wechselten, durften nicht ausgeplaudert werden. Deshalb meint der lateinische Ausdruck «sub rosae», Verschwiegenheit zu wahren.

Wie wir sehen, sind also Farben ein wichtiger Bestandteil unserer Kultur und eng mit unserem sprachlichen Ausdruck verwoben. Nicht nur in Redewendungen haben die Farben Eingang gefunden, sie werden auch dazu verwendet, Länder, Orte und Völker zu kennzeichnen. Wir benutzen

Auf rosa Wolken wandeln Verliebte und Romantiker

beispielsweise heute die vier Hauptfarben der Antike, um zwischen roten, weißen, gelben und schwarzen Völkern zu unterscheiden.

Farben kennzeichnen auch unseren geographischen Lebensraum

Manchmal ist diese Form der Farbgeographie allerdings schwer nachvollziehbar oder auch irreführend. Wir sprechen etwa von Schwarzafrika und beziehen uns dabei aber auf die Hautfarbe seiner Bewohner und nicht auf das Aussehen des Landes. Das Rote Meer, das Schwarze Meer, das Weiße Meer oder der Blaue Nil, der Weiße Nil, der Gelbe Fluß – einige dieser Namen beziehen sich tatsächlich auf reale Farberscheinungen, wie zum Beispiel beim Huangho, beim Gelben Fluß, der sich durch den vielen Lehm wirklich gelb färbt. Bei anderen Namen wird indirekt über den Weg der Farbe auf historische Ereignisse oder mythologische Bedeutungen hingewiesen.

Auf alle Fälle findet man im Volksmund eine Vorliebe für «farbige» Ortsnamen. Als geographische Beschreibungen sind sie sicherlich nicht immer zutreffend. Aber wenn wir in Betracht ziehen, daß die Farben unsere Psyche beeinflussen und unsere Phantasie anregen, erscheint es nur zu verständlich, daß die Menschen gern einen «farbenfrohen» Ort auswählen, um dort zu leben.

Okkulte Farbsymbolik

Viele Kinder, aber auch Erwachsene, haben ihr eigenes Farbalphabet, das die unterschiedlichsten Dinge umfaßt. Häufig werden Wochentage farbig erlebt, was man bereits in der Antike beachtete. Bei den Römern war der Montag violett, der Dienstag rot, der Mittwoch gelb, der Donnerstag blau, der Freitag grün, der Samstag indigofarben

Die Farben der Wochentage

und der Sonntag orange. Diese sieben alten Grundfarben kennen Sie bereits, neu ist Ihnen vielleicht, daß sie – in derselben Reihenfolge – auch den verschiedenen Göttern oder Planeten zugeordnet werden, nämlich Mond, Mars, Merkur, Jupiter, Venus, Saturn und Sonne. Die Araber und Hebräer verwendeten allerdings andere Farbnamen für die Wochentage.

Der griechische Philosoph und Mathematiker Pythagoras hat eine Art von Farbgeometrie entwickelt, die bis heute überlebt hat. Danach kommen die Farben am besten zur Geltung in einer bestimmten, geometrischen Grundform, die ihnen besonders entspricht und die im Zusammenhang mit der Harmonielehre steht: Das schwerfällige Quadrat sollte rot sein, das etwas beweglichere Rechteck orange, das spitze Dreieck gelb, das Sechseck grün, der Kreis blau und die Ellipse violett.

Die Farbgeometrie des Pythagoras

All diese Symbole findet man fast an jeder Straßenecke, und sie sprechen ständig zu uns. Als neugieriger Entdeckungsreisender in der Welt der Farben ist es wichtig, sie wiederzuerkennen, auch wenn sie nicht die gleichen starken Wirkungen haben wie das Farbalphabet. Die magische Welt der Farben ist nicht immer logisch, sie ist eine Gefühlslandschaft, die seelische Wirklichkeiten beschreibt.

Damit Sie sich in dieser Domäne okkulten Wissens heimisch fühlen, werfen wir noch einen Blick auf einige klassische Farbsymbole. Traditionell wurde die Welt in vier Elemente eingeteilt, denen die vier Temperamente des Menschen entsprechen, die ihrerseits wiederum mit den vier Grundfarben korrespondieren. Das Element Feuer ist demnach rot und prägt den Choleriker. Das Ele-

Die vier Elemente oder Temperamente und ihre Farben

35

Carl Nielsen: Farbe in der Musik

ment Luft ist gelb und dem Sanguiniker zugeordnet. Das Element Erde ist grün und lenkt den Melancholiker. Das Element Wasser ist blau und herrscht über den Phlegmatiker. In den Farben finden wir also die ältesten Gefühle des Menschen verborgen – ein Geheimnis, das bildende Künstler und Musiker zu allen Zeiten fasziniert hat. Der dänische Komponist Carl Nielsen hat seine zweite Symphonie den Farbtönen der vier Elemente gewidmet. Wenn Sie einmal Gelegenheit haben, sich diese Symphonie anzuhören, dann achten Sie auf das Zusammenspiel von Musik, Gefühl und Farbe.

Farbe im Alltagsleben

Der amerikanische Automobilhersteller Henry Ford war ein großer Freund von Rationalisierungsmaßnahmen, auch in bezug auf Autolacke. Seinen Kunden bot er an: «Sie können jede gewünschte Farbe haben, nur muß sie schwarz sein.» Diese Anekdote zeigt recht deutlich, wie wenig man sich früher in der Industrieproduktion um ästhetische Fragen gekümmert hat. Viel wichtiger waren der finanzielle Gewinn und die Arbeitseffizienz, während Farben und Design als nebensächlich betrachtet wurden. Stumpfsinnige Monotonie war das Ergebnis.

Farben erobern das industrielle Design

Ein häßliches Einheitsgrau wirkt auf die menschliche Seele jedoch nicht nur deprimierend, sondern es birgt auch ein erhöhtes Unfallrisiko. In der Natur sind Farben ein lebenswichtiges Kommunikationsmittel. Fehlen dem menschlichen Auge farbige Anhaltspunkte, wird es verwirrt und orientierungslos. Heute versucht man dieses Problem durch Signalfarben und auffällig gestaltete Hinweisschilder zu lösen. Wir leben deshalb mittlerweile in einem wahren Dschungel von schreienden Ausrufezeichen. Es wird also immer wichtiger, unterscheiden zu können, und die richtigen Signale zu erkennen.

Signalfarben

In unserer hochtechnisierten Gesellschaft stellen Farben auf vielfältige Art wichtige Informationen zur Verfügung. Die Beispiele sind zahlreich: Verkehrsampeln, Briefkästen, Kabelumhüllungen, Warntafeln, Verbotsschilder, Uniformen, Maschinenanstriche usw. In der Industrie spielen Farbmarkierungen im Rahmen des Arbeitsschutzes und der ergonomischen Arbeitsplatzgestaltung eine große Rolle.

Europäische Normen für Farbcodes in Wirtschaft und Verkehr

Die Farbgebung unterliegt europäischen Normen: Rot für Warntafeln und Feuerlöschgeräte, Gelb oder Gelb mit Schwarz für Gefahrenzonen, Orange für Transport, Blau für Gebotsschilder sowie Grün für Notausgänge und Erste Hilfe. Man hatte zuvor die verschiedenen Farben auf ihre spezifische Signalfunktion getestet. Farbpsychologische Untersuchungen ergaben, daß bestimmte farbige Schriften leichter zu lesen sind als andere. Schwarzer Text auf gelbem Hintergrund ist für kurze Mitteilungen am besten geeignet. Die zweitdeutlichste Kombination ist dunkelgrün auf weißem Hintergrund. Der Straßenverkehr schließlich wird durch drei international fast überall anerkannte Farbsignale geregelt: grün, gelb, rot.

In lebenswichtigen Bereichen benutzt man heute vier oder fünf Grundfarben für die schnelle und unmittelbare Information. Zwar überschneiden sich dabei durchaus die Anwendungsbereiche, die spezielle Botschaft der Farben, der besondere Farbcode, bleibt jedoch identisch. Die Farbe Grün, die wir mit Natur assoziieren, kommt uns immer im Zusammenhang mit etwas Positivem, mit Bejahung und Rettung entgegen.

Die vorherrschende Farbe in Operationssälen ist Grün. Sie hat das klinische Weiß abgelöst, das zwar den vertrauenerweckenden Eindruck von Sauberkeit vermittelt, das jedoch im hellen Licht der Operationslampen zu starke Kontraste bildet. Grün hingegen wirkt nicht nur beruhigend auf den Patienten, sondern kommt auch den Bedürfnissen der Chirurgen und Operationsschwestern entgegen, die auf das stark reflektierende Weiß mit Schwindel, Kopfschmerzen und Augenflimmern reagierten. Aus Rücksicht auf den Patienten gilt noch eine andere Regel: Es ist absolut zu vermeiden, Arzt- und Zahnarztpraxen rot einzurichten. Die Assoziation mit Blut und Gefahr ist zu offensichtlich und kann einen nervösen Patienten zutiefst erschrecken.

Beruhigendes Grün löst im Operationssaal das klinische Weiß ab

Beeinflussen Farben das Bewußtsein?

In den meisten Fällen wird die Farbwahl bei Firmenschildern, Kleidung, Einrichtungen oder Produkten wohl kaum aufgrund einer intensiven Beschäftigung mit den Erkenntnissen der Farbpsychologie getroffen. Es ist eher so, daß wir intuitiv auf Farben reagieren, was zum Teil genetisch bedingt ist. Farben werden mehr oder weniger spontan in symbolisch sinnvoller Weise ausgewählt und kombiniert. Man kann es wohl damit vergleichen, daß die Menschen seit Jahrtausenden wohlschmeckende und nahrhafte Mahlzeiten zuzubereiten wußten, ohne viel von Ernährungsphysiologie zu verstehen.

Die Farbmagie ist in unserem Unterbewußtsein programmiert. Gerade im kommerziellen oder medizinischen Bereich reicht es jedoch nicht aus,

Wir reagieren intuitiv auf Farben

sich nur auf seine Instinkte zu verlassen. In diesen Fällen hat man die psychologische Wirkung von Farbe experimentell untersucht und ihre Anwendungsmöglichkeiten wissenschaftlich analysiert.

Blau ist zum Beispiel in all seinen Schattierungen die Farbe des Bankwesens und der Großkonzerne, denn es wirkt nüchtern, konservativ und diskret. Auch die meisten der dort beschäftigten Angestellten bevorzugen dunkelblaue oder graue Kleidung und verstärken damit den Eindruck des Traditionellen und Seriösen.

Ähnlich denken Designer: Exklusive Produkte werden in nüchternen oder gedämpften Farben präsentiert, zum Beispiel teure Stereoanlagen oder elegante Möbel. Umgekehrt verbinden wir heute bunte Waren und farbenfreudige Kleidung schnell mit Billigprodukten Made in Hongkong, obwohl dies eigentlich im Widerspruch zu unseren genetisch verankerten Informationen steht. In den alten Kulturen wie auch in der Natur wurden und werden Macht, Gesundheit und Reichtum immer mit kräftigen Farben ausgedrückt. Erst die Französische Revolution von 1789 brachte eine Zäsur bei der Bewertung des Symbolgehalts von Farben, indem sie die Macht des buntschillernden, in Samt und Seide gekleideten Adels untergehen ließ und farbige Kleidung verpönte.

Die Französische Revolution als Zäsur in der Bewertung von Farben

Auch die Werbung verwandelt mit Erfolg Schwarz zu Weiß und suggeriert uns, daß die traditionellen Trauer- und Tarnfarben nun Reichtum, Kraft und Fruchtbarkeit versprechen. Allerdings lassen sich die Natur und damit auch der Mensch auf Dauer nicht irreführen. Seit den achtziger Jahren beobachtet man eine erneute Hinwendung zum biologisch korrekten Umgang mit Farben. Dies betrifft vor allem die Sport- und

Freizeitmode. Im Sport geht es um optimale körperliche Leistung, und sportmedizinische Forschungen haben ergeben, daß zum Beispiel Läufer schneller sind, wenn sie bunte Kleidung tragen. Leuchtende und lebhafte Farben stimulieren Körper und Seele. Sie aktivieren die Leistungskraft. Boxerhandschuhe sind fast immer rot! Blicken wir zurück in der Geschichte: Bei den mittelalterlichen Kampfspielen trug man kräftige, ja wilde Farben, und die Turnierausrüstungen waren in bizarrer Weise geschmückt. Dementsprechend wird auch heute im Sport- und Freizeitbereich kaum noch Braun oder Beige getragen.

Farbige Trikots machen sportliche Höchstleistungen möglich

Das hat auch die übrige Mode beeinflußt. Es gibt inzwischen sogar spezielle Farbberater, die ihren Kunden helfen, individuelle Farbkombinationen zusammenzustellen. Eine der populärsten Methoden geht davon aus, daß jede Jahreszeit durch bestimmte Farben charakterisiert ist, denen wiederum bestimmte Persönlichkeitstypen entsprechen.

Die ganze Branche wird in höchstem Grade vom Wechsel der Modefarben beherrscht, was einen beträchtlichen Wirtschaftsfaktor darstellt. Millionen von Menschen reagieren auf internationale Modetrends und richten ihr Kaufverhalten bewußt oder unbewußt danach aus. Aus Erfahrung weiß man, daß ein Modetrend in der Regel eine Lebensdauer von zehn Jahren besitzt. Nach dieser Zeit werden neue Farben und Muster aktuell. Dasselbe gilt für die Architektur und die industrielle Formgebung.

Modefarben bleiben etwa jeweils zehn Jahre aktuell

Farbe ist also ein äußerst einflußreiches Medium, was man auch in der Werbung, Graphik und im Dekorationsgewerbe weiß. Besonders im Marketing und in der Verpackungsindustrie hat man feststellen können, daß Konsumenten sehr sensibel auf ihre Lieblingsfarben reagieren. Schon eine minimal abweichende Farbnuance kann dazu führen, daß der Kunde das Interesse verliert.

Lebensmittel müssen die richtige Farbe haben

Gelbe, rote und braune Speisen regen den Appetit an

Die meisten von uns haben beim Einkauf von Lebensmitteln bestimmte Farbvorstellungen. Über Millionen von Jahren sind wir genetisch geprägt worden, den Unterschied zwischen Eßbarem und Giftigem zu erkennen. So lernte der Urmensch, daß fast alles in der Natur, was gut schmeckt, einen gelben, roten oder braunen Farbton zeigt: geräucherter Fisch, reife Bananen, saftige Fleischstücke oder Mais, Aprikosen und Kirschen. Einiges konnte auch eine grüne Farbe besitzen: Gemüse, Salate oder Äpfel. Nie kamen jedoch unsere Vorväter auf die Idee, blau-weiße Dinge zu verzehren. Betrachten wir vor diesem Hintergrund das eigentlich recht mäßige Angebot der Fast-food-Ketten, die oft mit einem gelb-roten Firmenzeichen werben. Vermutlich ist dieses Farbsignal Teil ihres enormen Erfolgs.

Auf die richtige Verpackungsfarbe kommt es an

Das bedeutet aber auch, daß die Lebensmittelbranche sehr stark von der richtigen Verpackung und Präsentation ihrer Produkte abhängig ist. Gesund aussehende Lebensmittel ziehen uns an und sind direkt mit unserem Überlebensinstinkt verknüpft. Etwas abzulehnen, was sonderbar aussieht, ist das Ergebnis eines uralten und sehr weise angelegten Unterscheidungsvermögens.

Man hat auf diesem Gebiet interessante Experimente durchgeführt. Gut zubereitete, wohlschmeckende Gerichte wurden zum Beispiel mit völlig verrückten Lebensmittelfarben behandelt und zusätzlich mit farbigen Lichtspots beleuchtet. Den Testpersonen wurde schon allein vom Anblick der Mahlzeiten übel, und sie mußten sich übergeben, wenn sie überhaupt etwas essen konnten. Die Lebensmittelhersteller berücksichtigen diese und ähnliche Testergebnisse, wenn sie ihren Produkten Farbstoffe zusetzen, um ihnen ein verlockendes Aussehen zu verleihen. Das Verfahren wird als Lebensmittelkosmetik bezeichnet. Problematisch ist jedoch, daß viele der künstlichen Farbstoffe einen Beigeschmack besitzen oder sogar giftig sind. Die Konsumenten haben deshalb begonnen, sich dagegen zur Wehr zu setzen, und in vielen Ländern wurden diese Lebensmittelfarbstoffe schon verboten.

Lebensmittelfarbstoffe suggerieren Wohlgeschmack und hohe Qualität

Generell wird nirgendwo so viel Farbstoff verwendet wie bei Süßigkeiten, Säften und Limonaden – Produkte, die oft blaß aussehen und deshalb durch einen reichlichen Zuschuß von Farbe «aufgewertet» werden. Wir können die Liste jedoch noch verlängern: Konserven, Marmeladen, Liköre, Margarine und manchmal auch Butter enthalten meist irgendeinen verdächtigen Farbstoff. Zigarettentabak und Walnüsse werden oft chemisch gebleicht, weil sich hier bessere Qualität durch blasse Farben auszeichnet. In Hühnerfarmen und bei der Fischzucht bekommen hingegen die Tiere pigmentreiches Futter, damit das Eigelb dunkler beziehungsweise das Fischfilet rosafarbener wird.

In der Regel können Lebensmittel nicht in eine beliebige Farbe verpackt werden. Das Papier für Butterstücke wird meist gelb oder weiß sein. Süßigkeiten werden vorzugsweise in sogenannten

Bonbonfarben oder Pastellfarben angeboten, und man wird kaum jemals grasgrüne Zigarettenpäckchen oder dunkelbraune Waschmittelkartons sehen. Blau ist vorwiegend die Farbe der Hygieneprodukte, doch sollte der Farbton nicht zu dunkel sein. Möchte man einen frischen Eindruck von Gesundheit und Kühle vermitteln, so ist ein helles Türkis die beste Farbe. Man kann mit Sand- und Terrakottafarben jedoch auch Hitze und Dürre simulieren.

Einrichtungsfarben sollen funktionell sein

Farben erzeugen eine bestimmte Atmosphäre und sprechen unsere Gefühle an. In öffentlichen Gebäuden und im Berufsleben wird diese Wirkung der Farben kontrolliert eingesetzt; Farben können sogar gesetzlich vorgeschrieben sein, um Menschen zu schützen oder optimal zu informieren. Aber auch beim Einrichten der eigenen Wohnung sollten wir den Einfluß der Farben auf Körper und Psyche berücksichtigen. Langfristig können bestimmte Farbtöne das seelische Wohlbefinden beeinträchtigen und bei empfindlichen Menschen körperliche Beschwerden verursachen. Nervosität, Erschöpfung, Augenbrennen oder Kopfschmerzen sind Beispiele für Symptome, die von falsch eingesetzten Farben hervorgerufen werden.

Wohnungen sind heute nach Funktionen aufgeteilt. Jedes Zimmer dient einem bestimmten Zweck. Es gibt Wohn- und Schlafzimmer, Arbeits- und Eßzimmer oder Kinder- und Gästezimmer, Küche und Bad. Mit jedem dieser Bereiche verbinden wir bestimmte Erwartungen und Bedürfnisse. Wichtig ist nun, daß wir jedes Zimmer

Die Farben der Wohnungseinrichtung beeinflussen das Wohlbefinden

so gestalten, daß seine Farben der jeweiligen Bestimmung entsprechen. Das heißt, wir sollten die Küche mit Farben, die wir mit Nahrung und Wohlgeschmack in Verbindung bringen, ausstatten und das Schlafzimmer mit Farben, die entspannend wirken. Im Arbeitszimmer brauchen wir Farben, die die Konzentration fördern, und in einem Fitneßraum solche, die die Muskeln anregen. Praktische Ratschläge dazu finden Sie in dem Kapitel «Farbpsychologie im Alltagsleben».

Dieselben Prinzipien gelten selbstverständlich auch für die farbliche Gestaltung von Büros und Fabriken, Schulen und Krankenhäusern, Geschäften, Kinos und Restaurants. Man wird kaum knallrote Lesesäle in wissenschaftlichen Bibliotheken finden oder ein eisblau gestrichenes Séparée in einem gemütlichen Traditionslokal, jedoch ein in Dunkelrot gehaltenes Theaterfoyer oder eine türkis gestrichene Badehalle. Räume ohne Sonnenlicht können meist einen gelblichen Farbton gut vertragen. In Labors, wo es auf Präzision ankommt und man deshalb Ablenkungen ausschließen sollte, wird man eher einen grauweißen Farbton bei der Einrichtung wählen.

Auch in öffentlichen Gebäuden werden Farben bewußt eingesetzt

Viele dieser Regeln entspringen der praktischen Erfahrung und kulturellen Gewohnheiten. Besonders in der Welt des Theaters ist man sich seit langem der großen Wirkung der Farben auf das Gefühl bewußt, denn man will die Zuschauer mit allen Mitteln faszinieren und ihre Aufmerksamkeit fesseln. Dazu dienen – neben der Schauspielkunst – farbige Bühnenbilder, Requisiten und Kostüme. Die Schauspieler werden zudem wirkungsvoll geschminkt. Ein geschickter Maskenbildner kann ein Gesicht mit ein paar Schminkfarben vollkommen verändern.

In der Welt des Theaters erzeugen Farben perfekte Illusionen

Farbiges Licht sorgt auf der Bühne für stimmungsvolle Effekte

Um die gewünschten Illusionen hervorzuzaubern, braucht man auch die richtige Beleuchtung. Sie ist ein wichtiger Teil der Bühnenkunst. Ein Beleuchter modelliert zusätzlich das Bühnenbild und kann allein durch das Ein- und Ausschalten verschiedener Scheinwerfer die unterschiedlichsten Stimmungen erzeugen. Auch hier gelten einige Grundregeln der Farbpsychologie. Warme und helle Farbtöne werden gewählt, um einer Komödie den heiteren Schwung zu geben; bei einer Tragödie oder einem Drama betonen kalte oder dunkle Farben den Ernst des Stückes. Aber probieren Sie selbst: Ein warmes Orange läßt Ihr Gesicht im vorteilhaftesten Licht erstrahlen. Nichts sieht dagegen so abstoßend und kränklich aus wie in giftgrünes Licht getauchte Gesichtszüge.

All dies gilt natürlich auch für Film und Fernsehen, wo ebenfalls mit Farben stimmungsvolle Effekte erzeugt werden. Keinem wird wohl entgangen sein, daß Farbfilme viel spannender sind als Schwarzweißstreifen. Bewegliche Lichtbilder sind Teil unseres Alltagslebens geworden. Wir sind von einer Flut von stimulierenden Eindrücken umgeben, deren tieferen Effekt wir nicht immer klar wahrnehmen. Die moderne Forschung hat jedoch bewiesen, wie stark Menschen auf die verschiedenen farblichen Umgebungen reagieren und in ihrem Wohlbefinden beeinflußt werden.

Licht und Sehen

Nach all dem bisher Gesagten wird deutlich, daß wir heute intensiver als alle Generationen vor uns von Farben stimuliert werden. Farben aktivieren bewußt oder unbewußt unsere Gefühle und Instinkte. Bevor wir nun die therapeutischen Eigenschaften der Farben im einzelnen kennenlernen, sollten wir noch auf einige Grundlagen eingehen.

Was ist Licht?

Wenn wir von Farben sprechen, meinen wir farbiges Licht, das unsere Sinne, in erster Linie unsere Augen, anspricht. Das farbige Licht kann direkt von einer Lichtquelle erzeugt werden, zum Beispiel von einer Farblampe, oder indirekt den Weg zu uns finden, etwa durch einen hellen Lichtstrahl, der auf eine rote Tapete trifft und von dort aus reflektiert wird. In beiden Fällen geht es um Licht. Es ist unmöglich, in völliger Dunkelheit Farben zu erzeugen.

Erst durch Licht können Farben entstehen

In der modernen Physik wird Licht entweder als Teilchenstrahlung oder als elektromagnetische Schwingung beschrieben. Bei den Farbstudien wird letztere Theorie bevorzugt, da nach diesem Modell jede Wellenlänge einer bestimmten Farbe entspricht – genau in der Reihenfolge der Farben

Farben entsprechen exakt meßbaren Energieimpulsen

des Regenbogens angeordnet. Das bedeutet, daß reine Farben ganz spezifische Energieimpulse sind. Einfarbiges, reines beziehungsweise monochromes Licht kann also exakt berechnet werden, was einen ganz entscheidenden Vorteil für den praktischen Einsatz darstellt. Licht ist ein so zuverlässiger Informationsträger, daß man es in der Chemie und Astronomie verwendet, um beispielsweise die Zusammensetzung von Molekülen und Himmelskörpern zu analysieren.

In der Physik spricht man jedoch nicht nur von Schwingungen oder Wellenlängen, sondern Licht wird manchmal auch als Frequenz oder Energieniveau definiert. Hochfrequente Wellen oder Lichtvibrationen besitzen hohe Energie, aber eine kurze Wellenlänge, während niederfrequente Wellen ein niedriges Energieniveau, jedoch eine große Wellenlänge aufweisen. In der Praxis bedeutet dies, daß blaues und violettes Licht mit ihren hohen Frequenzen fast doppelt soviel Energie enthalten wie das niederfrequente rote Licht.

Die Wellenlängen der verschiedenen Farben

Wir kennen die unterschiedlichsten Formen von Licht. Radiowellen können kilometerlang sein, während Röntgenstrahlung in Zehntel Nanometer (eine extrem kleine Maßeinheit: 10^{-9} Meter) gemessen wird. Wärme ist Licht und nahe verwandt mit Infrarot, das mit seiner Frequenz unterhalb von Rot liegt. Ultraviolett hingegen liegt direkt über Violett. Wellenlängen von 700 Nanometern (nm) sehen wir als Dunkelrot, und Wellenlängen von 400 nm registriert das Auge als Dunkelviolett. Dazwischen liegt das schmale Lichtband von Farben, die wir optisch wahrnehmen können.

Hier die Wellenlängen der gebräuchlichsten Farben: Rot = 660 nm, Orange = 600 nm, Gelb =

580 nm, Grün = 530 nm, Blau = 460 nm, Violett = 420 nm. Die Farben gleiten stufenlos ineinander über, und ein gesundes Auge registriert vielleicht Millionen von Farbnuancen. Allerdings sieht es sie nicht alle gleich lichtstark, denn unser Sehen hat eine maximale Empfindlichkeit bei Gelbgrün. Danach nimmt die Lichtempfindlichkeit auf beiden Seiten des Spektrums ab. Alle übrigen Lichtwellen bleiben für unser Auge unsichtbar; wir empfinden sie nur als Dunkelheit.

Unser Sehvermögen zeigt maximale Leistungen bei Gelbgrün

Das menschliche Auge ist in diesem Zusammenhang ein höchst beschränktes Instrument, denn es kann nur einen äußerst geringen Teil der enormen Lichtstruktur unseres Universums wahrnehmen. Dieser Mangel wird jedoch durch die unvorstellbar große Geschwindigkeit des Lichts von etwa 300 000 Kilometern pro Sekunde kompensiert, was die schnellste auf der Ebene der Materie bekannte Kommunikation ermöglicht. Wir Menschen haben aus diesem Grund vorrangig das Sehen entwickelt; die meisten Informationen erhalten wir visuell.

Der Mensch erhält die meisten Informationen über das Auge

Unsere optische Wahrnehmung

Optische Eindrücke werden durch sogenannte Stäbchen und Zapfen, die Lichtsinneszellen auf der Netzhaut sind, vermittelt. Die etwa hundert Millionen Stäbchen werden bei schwachem Licht benutzt und können nur schwarze, weiße und graue Töne unterscheiden. Die rund sechs Millionen Zapfen fordern mehr Licht und sind für das Farbensehen verantwortlich. Es gibt drei Varianten von Zapfen, die für die verschiedenen Wellenlängen empfänglich sind. Sie reagieren am empfindlichsten bei Rotorange, Grün und Blauviolett. Man weiß jedoch, daß diese Aufteilung des Farbensehens auf drei Komponenten nicht von den Lichteigenschaften hervorgerufen wird, sondern nur der Art und Weise entspricht, wie das menschliche Auge seine Umwelt auffaßt und deutet.

Das gesunde Auge kann sich an unterschiedliche Lichtstärken anpassen. Es empfindet dann Gelb und Rot bei hellem Sonnenschein als reinste und dominierendste Farben. Im Dämmerlicht werden Grün und Blau am intensivsten aufgenommen. Trotzdem behalten alle Farben in unserer Wahrnehmung ihre spezifische Qualität, das heißt, wir erkennen Rot auch in der Dämmerung als Rot und nehmen es nicht als Braun wahr, was strenggenommen das Korrekte wäre.

Was passiert beim Sehen?

Das eigentliche Sehen beginnt, wenn die Photonen in das Auge eindringen und auf die Netzhaut treffen. Die Lichtpartikel werden dort im Sehpurpur aufgenommen, der daraufhin seine Struktur verändert und bleicher wird. Diese chemische Molekülreaktion wird in ein elektrisches Signal verwandelt, das mit vielen anderen Zellsignalen koordiniert wird. Nach einer ersten Sortierung werden diese elektrischen Impulse den Sehnerv entlang zum Gehirn gesandt, um dort weiterbearbeitet zu werden.

Die verschiedenen Sehzellen benötigen eine gewisse Erholungszeit. Sie lösen sich deshalb ständig ab und arbeiten schichtweise. Das ermöglicht eine kontinuierliche farbgetreue Wiedergabe der optischen Eindrücke. Das Auge ist dadurch ständig in Bewegung. Wird dieser Prozeß unterdrückt, hört die Farbempfindlichkeit für einen kurzen Moment auf. Gleich danach entsteht ein Kompensationseffekt: Man glaubt plötzlich, eine Komplementärfarbe zu sehen.

Ein Auge, das beispielsweise durch das Starren auf eine rote Fläche müde geworden ist, empfindet grün flimmernde Nachbilder – und umgekehrt. Blau und Orange sowie Gelb und Violett sind vergleichbare Komplementärfarben. Die Farbpaare heben sich aber auch gegenseitig besonders hervor: Grün leuchtet am kräftigsten vor einem roten Hintergrund, Orange vor einem blauen Hintergrund. Dieses Phänomen wird in Kunst, Mode und Design bewußt ausgenutzt.

Das eben beschriebene Modell geht von sechs Grundfarben aus: Gelb, Orange, Rot, Violett, Blau und Grün. Die meisten Menschen erkennen jedoch nur vier Grundfarben an: Gelb, Rot, Blau und Grün. Nur sie empfinden sie als selbständige, unvermischte Farben. Einige internationale Klassifizierungssysteme gehen sogar nur von drei Basisfarben aus – Gelb, Rot, Blau –, aus denen alle übrigen Farbtöne, zum Beispiel für Stoff- oder Tapetenfarben, zu mischen seien. Farblichtmischungen, zum Beispiel bei Bühnenbeleuchtungen oder beim Farbfernsehen, arbeiten ebenfalls nur mit drei Grundfarben. Hier sind es Rot, Grün und Blau, wobei Gelb als Sekundärfarbe angesehen wird.

Es gibt verschiedene Auffassungen über die Zahl der Grundfarben

Im Sehzentrum in der Großhirnrinde werden die eintreffenden Nervensignale blitzschnell nach einem Schema aufgeschlüsselt, das dem Vierfarbmodell entspricht. Unterschieden wird, neben Schwarz-Weiß, nach den Farbenpaaren Rot-Grün und Gelb-Blau, was auch die gewöhnlichste Art von Farbblindheit, das Verwechseln von Rot und Grün, erklärt. Seltener ist, gelbe Farbtöne nicht von blauen unterscheiden zu können.

Das Farbempfinden ist im Gehirn lokalisiert

Erst nach der Codierung im Gehirn entsteht also das Farbempfinden, und wir kennen zudem eine Menge von Farbsensationen, bei denen die optische Wahrnehmung nicht über das Auge erfolgt. Durch Druck auf den Augapfel oder durch einen Schlag auf den Hinterkopf kann man ebenso ein prächtiges Farbschauspiel erleben – oder im Traum, beim Rausch und bei Krankheit.

Es läßt sich also gar nicht so einfach beantworten, was Farbe ist, und vor allem Forschungen auf dem Gebiet der Hirnphysiologie und Neuropsychologie liefern fortwährend neue Erkenntnisse, die frühere Theorien über das Sehen und die Farbempfindungen umstürzen.

Die Reaktionen des Körpers

*I*n zahlreichen medizinischen Studien und Versuchsreihen wurde der Einfluß von Farben und Licht auf den menschlichen Organismus untersucht. Demnach scheinen Farben für das Gleichgewicht der Körperfunktionen höchst bedeutsam zu sein.

Farbiges Licht ist, abhängig von seiner Frequenz und Farbe, auf viele Arten physiologisch wirksam. Farben zeigen selbst dann Wirkung, wenn die Versuchsperson sie nicht zugleich mit eigenen Augen sieht. Das Licht aktiviert unter anderem die Hypophyse und die Zirbeldrüse, die mit Hormonausschüttungen reagieren. Das deutet darauf hin, daß der ganze Körper ein Lichtempfänger ist, ähnlich dem primitiven Sehvermögen der Raupen und Würmer.

Der ganze Körper ist ein Lichtempfänger

Das meiste Anschauungsmaterial bietet uns die Natur selbst: In den extrem nördlichen Breiten haben die Eskimofrauen während der dunkelsten Monate des Jahres keine Menstruation. Sie sind also zeitweise unfruchtbar. Im Gegensatz dazu sind die in den Tropen lebenden Frauen trotz Hunger und Entbehrungen das ganze Jahr über ausgesprochen fertil. Im Westen neigen blinde Mädchen dazu, ihre Menstruation später als normalsehende zu bekommen. All diese Phänomene zeigen, daß Licht und Farben die menschliche Fruchtbarkeit direkt beeinflussen können.

Krankheiten beeinflussen die optische Wahrnehmung

Aufgrund von Krankheiten kann die optische Wahrnehmung beim Menschen von einer bestimmten Farbe dominiert werden. Alkoholiker sehen ihre Umwelt tatsächlich blau gefärbt, während bei einer Hornhauterkrankung alles rötlich wahrgenommen wird. Ein an Gelbsucht Leidender sieht die Welt in gelber Farbe. Schneeblindheit und Netzhautstörungen verursachen einen rötlichen Schleier. Viele Versuche zur Erforschung von Farbreaktionen wurden jedoch mit gesunden Testpersonen durchgeführt, und die Ergebnisse zeigen ein verhältnismäßig hohes Maß an Übereinstimmung.

Rot aktiviert und stimuliert

Die Bestrahlung mit Rot ruft dramatische Effekte hervor

Der menschliche Organismus reagiert sehr sensibel auf Farben, und die dramatischsten Effekte erhält man durch eine Bestrahlung mit Rot. Die Farbe Rot aktiviert das Abwehrsystem des Körpers und erhöht den Blutzuckergehalt. Rot treibt den Blutdruck nach oben. Es aktiviert die Atmung sowie das Nervensystem, indem es das Nebennierenmark zu einem erhöhten Adrenalinausstoß stimuliert. Die Farbe Rot und infrarotes Licht werden in erster Linie vom Hämoglobin aufgenommen und verursachen dadurch ein Wärmegefühl. Andere Körpergewebe sind für die Farbe Rot und infrarotes Licht verhältnismäßig durchlässig. Rotes Licht beschleunigt die Muskelreaktion. Der schwedische Farbforscher Lars Sivik erwähnt beispielsweise, daß die Geschwindigkeit von motorischen Reaktionen bei Bestrahlung mit rotem Licht durchschnittlich zwölf Prozent höher liegt als bei normalem weißem Licht.

Zusammenfassend können wir deshalb sagen, daß Rot die Verhaltensmuster von Kampf und Flucht anspricht. Aggressivität und schnelle Reflexe erhöhen die Überlebenschancen bei primitiven Gefahrensituationen und sind deshalb wahrscheinlich uralt. Die Menschheit lernte in früher Zeit, daß Rot auch Blut bedeutet und deshalb mit Lebensgefahr verbunden ist, und diese Instinkte prägen noch immer unser Verhalten.

Mit Hilfe des Händedrucks kann man die Muskelstärke einer Person experimentell messen und dabei feststellen, daß diese bei Rot am meisten stimuliert wird. Beim Wechsel der Farben entsprechend der Regenbogenskala von Orange, Gelb, Grün und Blau reduziert sich die Muskelkraft der Hände. Die Entspannung der Körpermuskulatur wird von Rot am meisten beeinträchtigt, was der deutsch-amerikanische Arzt Kurt Goldstein aufgrund seiner Studien feststellte.

Nicht nur Muskeln und Geschlechtshormone werden durch Rot stimuliert, auch die Häufigkeit des Augenblinzelns pro Minute erhöht sich. Gleichzeitig kann man eine starke Wirkung auf das Sehzentrum im menschlichen Gehirn beobachten. Unsere Augen haben anscheinend eine Sehschwelle von einer Hundertstelsekunde, was bedeutet, daß wir überhaupt nichts sehen, wenn uns ein Objekt für einen noch kürzeren Augenblick gezeigt wird. Steht uns etwas mehr Zeit zur Verfügung, können wir Konturen und Farben ganz schwach wahrnehmen. Wir brauchen minimal 0,02 Sekunden, um rotes Licht zu erkennen. Bei längeren Intervallen erkennen wir nach und nach die übrigen Farben des Spektrums. Blau nehmen wir zuletzt wahr, denn blaues Licht benötigt 0,06 Sekunden um registriert zu werden. Rot

Unsere Sehschwelle liegt bei einer Hundertstelsekunde

ist also dreimal so schnell. Wir verstehen nun besser, warum Rot die bevorzugte Farbe für Warntafeln und Gefahrenhinweise ist.

Blau beruhigt und dämpft

Blau ist im Körper der Gegenspieler zu Rot

Rot und Blau sind in bezug auf die Körperreaktion ein gegensätzliches Paar. Das Augenblinzeln tritt bei blauem Licht nicht so häufig auf, und auch das Sehzentrum im Gehirn bleibt passiv. Statt dessen wird der Parasympathikus aktiviert, und die Nebennierenrinde scheidet Kortison aus. Blutdruck, Puls und Adrenalinproduktion verringern sich, was beruhigend wirkt. Blaues Licht verlangsamt die Muskelreaktion. Durch die Entspannung von Muskeln und Nerven verbessern sich die feinmotorischen Fähigkeiten. Blaues Licht unterstützt die Sauerstoffaufnahme der Körpergewebe und reduziert gleichzeitig die Hormonausschüttung, was die beruhigenden und manchmal sogar einschläfernden Wirkungen der Farbe Blau erklärt. Blau ist also die ideale Farbe für ein Schlafzimmer.

Experimente mit anderen Farben

Die Ergebnisse der Farbstudien von Johannes Itten

Rot und Blau lieferten aufgrund ihrer tiefgreifenden Wirkung auf den menschlichen Organismus die interessantesten Testergebnisse. Aber auch andere Farben wurden untersucht. Mit ihnen hat sich vor allem der Kunstprofessor Johannes Itten beschäftigt. Unter anderem berichtet er, daß das Betrachten von warmen orangen Farbtönen kreislauffördernd wirkt. Türkis hingegen kühlt und dämpft die Blutzirkulation. Gelbes Licht hält uns wach und stimuliert uns seelisch. Bibliotheken und Schulzimmer werden deshalb bevorzugt in Gelb gehalten. Grün scheint in bezug auf den Körper eine neutrale Farbe zu sein.

Kann die Haut Farben «sehen»?

Experimente haben also gezeigt, daß der Körper unterschiedlich auf die verschiedenen Farbeinflüsse reagiert, die der Mensch durch das Betrachten von Farbflächen oder durch farbiges Licht aufnimmt. Interessant ist, daß man die Wirkung von Licht auf den Muskeltonus auch dann beobachten kann, wenn die Versuchsperson die Bestrahlung nicht bewußt wahrnimmt.

Infrarotes Licht erhöht in jedem Fall die Muskelspannung, während ultraviolettes Licht sie reduziert; beide Frequenzen sind für das menschliche Auge jedoch völlig unsichtbar. Auch wenn die Testperson nur von hinten bestrahlt wurde, reagierte sie in der oben beschriebenen Weise. Das wiederholte sich darüber hinaus auch bei extrem kurzen Lichtimpulsen unterhalb der Sehschwelle, die auf die Haut projiziert wurden.

Man hat festgestellt, daß Bestrahlungen mit farbigem Licht selbst bei Blinden motorische Reaktionen auslösen. Es handelt sich dabei offenbar um ein Phänomen jenseits der optischen Wahrnehmung. Tatsache ist, daß die Farben durch ihre Schwingung auf den menschlichen Organismus wirken.

Auch Blinde reagieren auf Bestrahlung mit Farblicht

Wie schon erwähnt, verfügen primitive Lebewesen nur über einfache Lichtrezeptoren. Russische, tschechische und amerikanische Forscher bestätigen, daß auch der Mensch Reste davon besitzt. In der Praxis bedeutet es, daß Farben über die Handflächen oder Fingerspitzen erkannt werden können. Aber auch Ellenbogen, Nasenspitze und Zehen scheinen farbempfindlich zu sein und sind in der Lage, in extremen Fällen Muster oder einfache Texte zu identifizieren.

Es liegt natürlich besonders im Interesse von Blinden, diese Fähigkeit zu trainieren, aber auch Normalsehende können sie lernen. Die Farbwahl ist auf die Primärfarben begrenzt, und es gelten die normalen Regeln der Farbmischung, das heißt, Gelb plus Blau ergibt Grün. Doch beim sogenannten Hautsehen werden Farben auf ganz andere Art charakterisiert, nämlich in Begriffen, die auf die tastbare Qualität eingehen. Blinde empfinden Farben als rauh, glatt oder klebrig. Die Tastempfindlichkeit der Finger liegt im selben Bereich wie das Tagessehen des Auges. Es funktioniert nicht beim Ultraviolett oder Infrarot, das wir mit den Augen ja als Dunkelheit wahrnehmen.

Farben können über die Haut ertastet werden

Wie dem auch sei, entscheidend ist, daß die Haut außer Temperatur, Druck und Schmerz noch viel mehr registriert. Die Überlappung oder Zusammenarbeit von mehreren Sinnesorganen wird Synästhesie genannt. Wir finden auch merkwürdige Zusammenhänge zwischen dem Farbensehen und dem Gehör. Geräusche reduzieren im Auge die Aktivität der Stäbchen, steigern jedoch die der Zapfen, das heißt der Farbrezeptoren. Das Hören von Musik erhöht demnach generell die Farbempfindlichkeit des Auges. Darüber hinaus scheint es so zu sein, daß Geräusche oder Musik die Leuchtkraft von grünen und blauen Farbtönen hervorheben, während Orange und Rot entsprechend blasser erscheinen.

Das Gehör unterstützt das Farbempfinden

Die Wirkung auf die Psyche

Aufgrund der neueren Forschungen zu psychosomatischen Krankheiten ist man mehr und mehr zu der Einsicht gelangt, daß alle körperlichen Zustände mit dem Seelenleben verknüpft sind. Man kann folglich davon ausgehen, daß Farben nicht nur körperliche Reaktionen hervorrufen, sondern darüber hinaus auch auf die Psyche wirken. Die beweglichere Psyche ist sogar noch leichter zu beeinflussen als der Körper; sie antwortet deshalb schneller auf die optischen Impulse und Schwingungen der Farben.

Schneller als der Körper reagiert die Psyche auf Farben

Farben entsprechen dem Temperament

Viele Maler, Psychologen und Kinderpädagogen haben den Zusammenhang von Psyche und Farbe untersucht, um sich Klarheit über die Wechselwirkung zwischen Gefühlen, Stimmungen und Farben zu verschaffen. Die einfache Lichteinstrahlung ist die ursprünglichste Form dieses Zusammenspiels. Danach folgt das Farbensehen, aber schneller, wenn auch primitiver, wirken die Wahrnehmung und das Erleben von Formen.

In der Regel sind Farben Ausdruck von Lebendigkeit, Gefühlsintensität und Temperament. Extravertierte Menschen reagieren generell viel stärker auf Farben, während passive und depressive

Personen an ihnen weniger Interesse zeigen und sich zu Grau- und Weißtönen hingezogen fühlen. Schwarz und Weiß sind jedoch strenggenommen keine Farben und besitzen deshalb auch keinen Stimulanzwert. Im Rahmen des schon erwähnten Rorschachtests wird beispielsweise mangelnde Farbigkeit als Zeichen von Pedanterie, Blockierung oder Schizophrenie gewertet.

Der Umgang mit Farben läßt Rückschlüsse auf psychische Störungen zu

Mit Hilfe von Experimenten, bei denen Patienten ihre Gefühle mit Farben frei ausdrücken konnten, hat man einige Grundtendenzen herausgearbeitet. Zum Beispiel verwendeten Hysteriker sowohl beim Gestalten von Mosaiken als auch beim Malen die ihnen zur Verfügung stehenden Farben völlig unstrukturiert und planlos. Schizophrene Patienten ignorierten Farben; sie benahmen sich oft wie völlig Farbblinde. Aggressive oder manische Patienten benutzten nur wenige Farben und bevorzugten dann Rot oder Orange. Menschen, die an der Alzheimer-Krankheit litten, wählten hingegen vorwiegend grüne Farbtöne.

Aber auch vollkommen Gesunde können eine Neigung zu markanten Farbkompositionen zeigen. Die Wahl extremer Farben ist nicht von vornherein ein Indiz für eine seelische oder körperliche Störung. Ein extravertierter Mensch bevorzugt im allgemeinen klare und leuchtende Farben, während ein schüchterner oder introvertierter Mensch zu zarten Pastellfarben und diskreten Grautönen neigt. Die Farbpsychologie geht davon aus, daß die Bevorzugung von gedämpften Farben auf einen mehr femininen Charakter hinweist, während klare, kräftige Farben auf einen mehr maskulinen Charakter hindeuten.

Kinder lieben klare Farben

Farbpsychologen haben festgestellt, daß ein Übermaß an satten, leuchtenden Farben, zum Beispiel in einem Arbeitszimmer oder Büro, bei Erwachsenen Konzentrationsstörungen verursachen kann. Bei Kindern und Jugendlichen trifft eher das Gegenteil zu; ihr Bedürfnis nach kräftigen Farben ist sehr groß. Nicht umsonst ist Kinderspielzeug so farbenfroh. Kinder im Alter von vier bis sieben Jahren ziehen ausnahmslos auffällige Töne den matten Pastellfarben oder neutralen Grauschattierungen vor.

Bei einem der klassischen psychologischen Tests konfrontiert man Kinder mit verschiedenfarbigen geometrischen Puzzlesteinen und bittet sie, diese zu sortieren. Normale Kinder legen die Stücke nach Farben zusammen, was auf eine emotionale und spontane Persönlichkeit hinweist. Wenn Erwachsene diesen Test durchführen, konzentrieren sie sich meist auf die Form der Puzzlesteine und verraten dadurch einen mehr intellektuellen und beherrschten Charakterzug.

Erst mit zunehmendem Alter entwickelt sich das Interesse am räumlichen Denken und an Gestaltaspekten, wobei die intellektuelle Leistung die Impulsivität ersetzt. Ein exaktes und nuanciertes Farbensehen sowie das dazugehörige hohe Unterscheidungsvermögen scheinen jedoch auf keinen Fall vor dem fünfzehnten Lebensjahr vollständig entfaltet zu sein.

Erst ab dem fünfzehnten Lebensjahr ist das Farbensehen ganz entwickelt

Die Beeinflussung der Psyche durch Farben

Neben diesen recht allgemeinen Betrachtungen zur Farbpsychologie wollen wir im folgenden auch auf die Wirkung spezifischer Farben eingehen.

Rot begeistert und aktiviert uns, es kann uns aber auch aufregen und Unruhe verursachen. Bei Versuchen mit Kindern hat sich gezeigt, daß Kinder, die mit roten Bauklötzen spielten, zu Nervosität und Aggressivität tendierten. Bei Erwachsenen hat man festgestellt, daß diejenigen, die Rot vorziehen, eher geneigt sind, Risiken einzugehen, und deshalb den Reiz des Unvorhersehbaren, vielleicht in Form von Glücksspielen, lieben. Infolgedessen sind Spielhallen und Spielkasinos oft mit einer guten Portion Rot ausgestattet. Rot verstärkt eine luxuriöse und großzügige Atmosphäre und Stimmung – da ist man nicht kleinlich und dreht nicht jeden Pfennig um.

Rot suggeriert Schwere und Nähe

Wo immer wir auch von Farben umgeben sind, stets steuern sie unsere Affekte und beeinflussen unsere Empfindungen von Zeit und Raum. Rote Gegenstände erscheinen uns groß und schwer, und gleichzeitig läuft uns die subjektiv erlebte Zeit schneller davon. Rotbemalte Flächen scheinen sich auf den Betrachter zuzubewegen, und dadurch wirken sie uns viel näher gelegen.

Diese Phänomene stimmen mit den farbmedizinischen Forschungsergebnissen überein, von denen wir schon berichtet haben: Rot erhöht die Muskelspannung und den Pulsschlag. Denkt man darüber nach, wie schwer wohl ein Gegenstand in der Hand liegen würde, ist es eigentlich die Muskelspannung im Arm, die automatisch zu Rate gezogen wird. Steigt der Muskeltonus, meinen wir, der fragliche Gegenstand sei schwerer. Bei der subjektiven Zeitbestimmung wird das Herz als innere Uhr benutzt. Und wenn der Puls schneller schlägt, scheint auch die Zeit davonzujagen. Rotes Licht wird im übrigen hinter der Netzhaut fokussiert, und um dies zu kompensieren, will das Auge das innere Bild «nach vorne» holen. Das Ergebnis ist, daß rote Bilder uns scheinbar räumlich etwas näher rücken.

Offensichtlich ist unsere normale Wahrnehmung der Realität nicht so objektiv, wie wir allgemein denken. Unsere körperlichen und seelischen Empfindungen sind die subjektiven Meßinstrumente, mit denen wir unsere Umwelt erforschen, und deutlich ist, daß sie vor allem durch Farben beeinflußt werden. Möchte man möglichst genau und neutral beobachten können, ist es nicht ratsam, sich mit zuviel Rot zu umgeben.

Grüne Farbtöne scheinen am besten geeignet zu sein, präzises und zielbewußtes Arbeiten zu unterstützen. Sie schaffen eine Atmosphäre der emotionalen Ausgeglichenheit. Grün entspannt die Augen. In allen Bereichen, wo Menschen konzentriert tätig sein müssen, sind dunkelgrüne Töne vorherrschend. Das Beispiel der Operationssäle haben wir bereits erwähnt. Weitere Anwendungsmöglichkeiten sind speziell getönte Scheiben und Sonnenbrillen, aber auch Tischtennis-, Billard- und Pokertische gehören dazu.

Grün wirkt ausgleichend und fördert die Konzentration

Gegenüber dem korrekten Grün ist Blau eine Farbe, die wie das Rot unsere Sinne systematisch zu täuschen vermag. Maße und Gewichte werden unter dem Eindruck von Blau stets unterschätzt. In blaues Licht getaucht wirken Gegenstände kleiner und leichter. Das Geschehen läuft scheinbar verlangsamt in einer ganz anderen, wesentlich

Blau vermittelt den Eindruck von Leichtigkeit und Ferne

geruhsameren Sphäre ab. Wir erinnern uns, daß Blau auf die Muskulatur und das Herz entspannend wirkt, somit sind die beschriebenen Phänomene kaum überraschend. Medizinische wie psychologische Experimente belegten, daß die Wirkungen von Blau genau denen des Rot entgegengesetzt sind. Blau gestrichene Flächen erzeugen die Illusion von Weite und Entfernung. Blaue Räume wirken deshalb auch größer, was von Malern bei perspektivischen Kompositionen ausgenutzt wird. Ein blauer Gemäldehintergrund scheint für unsere Sinne ätherisch in der Ferne zu schweben.

Die seelischen Dimensionen der Farben

Der Psychologe Wilhelm Wundt erwähnte schon vor hundert Jahren, daß Blau zu Zurückhaltung und »Hemmung« veranlasse, während Gelb Anregung oder »Erregung« hervorrufe. Der russische Maler Wassily Kandinsky wählte wiederum andere Worte, um die Dynamik beider Farben zu charakterisieren, indem er Blau als konzentrisch und Gelb als exzentrisch beschrieb. Seiner Meinung nach besitzen Menschen, die sich von bestimmten Farben angezogen fühlen, deren Eigenschaften. Laut Kandinsky sollte ein vorsichtiger Mensch Grün oder Grau vorziehen, Farben, er als passiv und bürgerlich einstufte.

Goethe beschrieb die seelischen Dimensionen der Farben poetischer: Gelb stimuliere eine rasche Auffassungsgabe, während Orange lebhafte Gefühle hervorrufe. Rot aktiviert nach seiner Theorie ein aufgeregtes Handeln, und Grün ruft sentimentale Träume hervor. Blau lädt zum ernsthaften Nachdenken ein, und Violett ist die Farbe des sehnsüchtigen Betrachtens.

Warme und kalte Farben

Farben steuern auch die Temperaturempfindlichkeit beim Menschen. Für ein Experiment wurden zwei identische Büroräume blaugrün beziehungsweise orangerot gestrichen. In jeden Raum setzte man eine Testperson, die Büroarbeiten zu erledigen hatte. Dann wurde ohne Ankündigung von den Versuchsleitern nach und nach in beiden Zimmern die Temperatur gesenkt, um etwas über den Zusammenhang zwischen Wärmeempfinden und Farbe zu erfahren. Bei fünfzehn Grad Raumtemperatur klagte die Versuchsperson in dem blaugrünen Zimmer über Kälte, während die Temperatur im orangeroten Büro auf elf Grad sinken konnte, bevor die Versuchsperson es als kalt empfand.

Farben beeinflussen die Temperaturempfindlichkeit beim Menschen

Was Farbtests aussagen

Sehr umfassende Studien haben ergeben, daß Blau weltweit – unabhängig von Rasse, Alter, Geschlecht oder Beruf – die beliebteste Farbe ist. Danach folgen Rot, Grün, Violett, Orange und schließlich Gelb an letzter Stelle. Es handelt sich hierbei allerdings nur um statistische Werte. Es gibt jedoch zahlreiche individuelle Farbtests, um spezifische Persönlichkeitsmerkmale zu erforschen, denn nur die Farben, von denen sich eine Person wirklich angezogen fühlt, haben auch eine Bedeutung.

Läßt man beispielsweise eine Person aus einer Fülle von Farbproben ihre Lieblingsfarben ziehen, können drei typische Reaktionsmuster auftreten:

Blau ist weltweit die Lieblingsfarbe der Menschen

Allgemeine Reaktionsmuster bei Farbtests

1. Die Versuchsperson zögert, und ihr gefallen nur ein oder zwei oder überhaupt keine Farbproben. Dies wird als ein Zeichen emotionaler Erstarrung gewertet. In der Sprache Freuds handelt es sich dabei um ein überentwickeltes oder tyrannisches Über-Ich.

2. Bei dem Test wird eine Handvoll von Lieblingsfarben herausgesucht, was im allgemeinen einen harmonischen Charakter kennzeichnet. Bei der Testperson sind das Ich und die Triebkräfte des Es im Gleichgewicht.

3. Die Versuchsperson trifft rasch ihre Wahl und mag alle vorhandenen Farben – meist ein Hinweis auf ein ungezügeltes oder infantiles Gefühlsleben, bei dem das Es dominiert.

Der Farbtest nach Max Lüscher

Der Schweizer Psychologe Max Lüscher hat aufgrund farbpsychologischer Forschungen einen sehr bekannten Test erarbeitet, der in vereinfachter Form im medizinischen Bereich, im Personalwesen und in der Pädagogik benutzt wird. Die Versuchsperson hat dabei zweimal eine Serie von acht Farbkarten nach der persönlichen Beliebtheitsskala anzuordnen. Verwendet werden die Farben Rot, Gelb, Grün, Blau, Violett, Braun, Grau und Schwarz.

Aufgrund der Symbolbedeutung der verschiedenen Farben erhält man mit der individuellen Rangfolge der acht Farbkarten ein aussagekräftiges Persönlichkeitsprofil. Gedeutet werden die ersten beiden Farbkarten als Aussage über die positive Identifikation und die beiden letzten schließlich als das, was der Betreffende ablehnt oder bestreitet. Handelt es sich bei den beiden ersten Farben um Gelb und Rot, ist dies beispielsweise ein Zeichen für Neugierde und Willensstärke. Eine Serie, die hingegen mit Braun und Schwarz beginnt, weist auf eine geizige Person mit depressiven Neigungen hin.

Der Test wird dann wiederholt, und interessant ist, daß die zweite Auswahl die zuverlässigeren Auskünfte gibt.

Max Pfister, ein anderer Schweizer Psychologe, hat einen Farbpyramidentest entwickelt, der hauptsächlich dem Zweck dient, mentale Störungen zu diagnostizieren. Die Pyramide besteht aus fünfzehn Quadraten, wobei die Basis aus fünf Quadraten besteht und ein Quadrat die Spitze bildet. Diese Pyramide soll von der Testperson dreimal mit vierundzwanzig bunten Kärtchen verschieden gefärbt werden.

Der Farbpyramidentest nach Max Pfister

Die Farbgestaltung wird in ihrer Gesamtheit gedeutet, wobei allerdings dem obersten Quadrat größte Aufmerksamkeit geschenkt wird. Dieses Quadrat bildet ja den Hauptklang, der den Rest der Komposition dominiert. Findet man ganz oben ein rotes Quadrat, bedeutet dies Impulsivität. Ein oranges Quadrat an dieser Stelle spiegelt Umgänglichkeit, Gelb Kontaktfreudigkeit, Schwarz Depression oder Aggression. Violett als oberstes Quadrat weist auf Ängste hin. Braun verrät Unzufriedenheit. Blau steht für Selbstbeobachtung und Logik, während Grün Empfindsamkeit symbolisiert.

Der Pyramidentest ist recht interessant aufgebaut, durch seine Umständlichkeit hat er sich jedoch nicht weit verbreiten können. Das ist auch der Fall bei dem komplizierten Farbtest des deutschen Psychologen Frieling. Die Testperson soll hier aus kleinen bunten Papierstücken ein harmonisches Farbmosaik zusammenstellen und zwar einmal auf einem schwarzen, dann auf einem weißen Quadrat, denn die Farben leuchten je nach Untergrund unterschiedlich. Es werden jedoch mindestens sechsundzwanzig Mosaike für eine einzige Beurteilung benötigt, so daß dieser Test leider sehr selten benutzt wird.

Die Farben sind Informationsträger von hoher psychischer Ladung

Durch evolutionsbiologische und kulturgeschichtliche Einflüsse haben sich Farben zu machtvollen Symbolen entwickelt. Durch die Jahrhunderte sind sie zu klaren Informationsträgern geworden, und sie haben eine kräftige psychische Ladung erhalten. Eine Farbstimulanz wirkt auf bewußter und unbewußter Ebene, nonverbal und interkulturell, und sie spricht intensiv unsere Gefühle an. Da mit ihrer Hilfe Grenzen überschritten werden können, sollte man Farben in viel größerem Umfang als diagnostisches Hilfsmittel einsetzen.

Behandlung mit Farben und Licht im Krankenhaus

Nach all den verschiedenen Forschungsergebnissen sollte man erwarten, daß die durch Experimente gewonnenen Erkenntnisse im medizinischen und psychologischen Bereich zahlreich Anwendung gefunden haben. Dies ist aus mehreren Gründen leider nicht der Fall. Licht- oder Farbbehandlungen werden recht selten verschrieben, denn man glaubt, mit ihnen nur experimentieren, aber nicht heilen zu können. Es gibt einige wenige Spezialbereiche, in denen Licht und Farben in der Schulmedizin als zuverlässige Heilmittel gelten.

Die Farbtherapie ist ein Außenseiter der Schulmedizin

Rotes Licht und Narbenbildung

Der dänische Arzt Niels Finsen entdeckte, daß rotes Licht positiv auf störende Pockennarben, auf Windpocken oder Masern wirkt. Die mit Flüssigkeit gefüllten Bläschen trocknen leichter aus, und die Haut der Patienten wird wieder weich und glatt. Darüber hinaus entdeckte er, daß Sonnenlicht, oder ultraviolettes Licht, Tuberkulose heilen kann. Er ließ deshalb spezielle Bogenlampen, die diese Lichtfrequenz abgeben, konstruieren. Hierfür erhielt er 1903 den Nobelpreis für Medizin. Viele größere Krankenhäuser richteten bald spezielle Abteilungen zur Behandlung nach dieser Methode ein. Finsen propagierte auch das Sonnenbaden in der freien Natur, was in der damaligen Zeit jedoch noch mit vielen Tabus belegt war und Anstoß erregte.

Blaues Licht für gelbsüchtige Säuglinge

Eine weitere lebensbedrohende Krankheit, bei der die Behandlung mit Licht und Sonnenstrahlen Wirkung zeigt, ist die Gelbsucht bei Neugeborenen. Sie tritt bei Frühgeburten auf, die dann in Brutkästen behandelt werden müssen. Die noch unentwickelte Leber dieser Säuglinge ist nicht imstande, das Blut von Giftstoffen zu reinigen, und wenn die toxische Substanz Bilirubin nicht ausreichend herausgefiltert wird, stirbt das Kind. Bilirubin wird beim Abbau von Hämoglobin gebildet und normalerweise nach seiner chemischen Umwandlung in der Leber ausgeschieden.

Früher kannte man nur die Methode, das Leben der Neugeborenen durch einen vollständigen Blutaustausch zu retten. Diese lebensgefährliche und wenig sanfte Therapie ist in den letzten Jahrzehnten durch eine wesentlich elegantere ersetzt worden, durch die Bestrahlung mit dunkelblauem Licht, wonach die Gelbsucht in wenigen Tagen verschwindet. Das blaue Licht dringt durch die Haut in den Blutkreislauf, die Organe und das Gehirn ein und vermag das Blutgift dort in ungefährliche Bestandteile zu zerlegen. Diese fortschrittliche Methode wird heute in der ganzen Welt angewandt.

Giftiges Bilirubin wird durch blaues Licht unschädlich gemacht

Weißes Spektrallicht gegen Winterdepression

Auch in der Psychiatrie hat man eine völlig neue Art der Lichttherapie entdeckt. Eine moderne Behandlung der sogenannten Winterdepression besteht in einer regelmäßigen Bestrahlung mit Spektrallicht. Die Therapieform ist in den USA sehr verbreitet, aber auch in europäischen Krankenhäusern bietet man diese Art von «Psychosolarium» an. Durch die hohe Lichtdosierung versucht man in den dunklen Wintermonaten, den Kortisolgehalt im Gehirn des Patienten zu erhöhen. Kortisol ist ein Hormon, das die Wachphase reguliert, und Voraussetzung für seine Produktion ist das Tageslicht. Sind hingegen die Tage zu kurz, wird von der Zirbeldrüse ein Überschuß an Melantonin gebildet, was manche Menschen apathisch und depressiv werden läßt.

Weißes Licht erhöht den Kortisolgehalt und wirkt aufmunternd

Für die Behandlung wird ein Raum mit hoher und gleichförmiger Lichtstärke benutzt. Auch der Patient wird weiß gekleidet und muß täglich zwei Stunden in diesem Lichtlabor verbringen. Die Kur dauert mindestens zehn Tage und wird danach auf einzelne Bestrahlungen reduziert.

Die Alternative zu dieser Behandlungsform ist das Tragen von roten Brillengläsern oder roten Kontaktlinsen, um den Körper anzuregen. Es gibt Fälle, bei denen in den Sommermonaten türkisfarbene Brillengläser verschrieben wurden, um durch das blaugrüne Licht Puls und Atemfrequenz zu senken. In den nördlichen Ländern wird dies kaum praktiziert; Forschungsergebnisse aus Kalifornien und Florida zeigen jedoch, daß ein Übermaß an Sonnenlicht ebenso belastend sein kann wie finstere Wintermonate.

In Rußland stellte man bei Bergarbeitern, die ja lange Zeit unter Tage verbringen, schwere Depressionen fest, zudem Symptome wie Augenzittern und erhöhte Anfälligkeit für Tuberkulose. Generell behandelt man dort diese Erkrankungen mit ultraviolettem Licht, welches nicht nur stärkend auf die Lunge wirkt, sondern auch den Körper vitalisiert. Ultraviolettes Licht wird im Winter in russischen Schulzimmern als Zusatzbeleuchtung eingesetzt, um Erkältungskrankheiten und Vitaminmangel vorzubeugen.

Ultraviolettes Licht gegen Karies und Schuppenflechte

Ein Mangel an UV-Strahlung macht es dem Körper unmöglich, das Vitamin D_3 zu bilden, das dafür zuständig ist, Kalzium im Blut zu binden. Wird dieser Kalziumstoffwechsel gestört, entstehen Krankheiten wie Rachitis (auch bekannt unter dem Namen «Englische Krankheit», da im neunzehnten Jahrhundert vor allem Kinder in den rußigen und sonnenarmen Industriedistrikten Englands an deformierten Knochengerüsten litten). Vitamin D sorgt nicht nur für gesunde Knochen, sondern stärkt auch die Zähne. So hat man bei amerikanischen Schulkindern, die mit UV-Licht bestrahlt wurden, weniger Karieserkrankungen feststellen können.

Ultraviolettes Licht hat sich auch sehr bei der Behandlung der Schuppenflechte (Psoriasis) bewährt, und für den häuslichen Gebrauch werden verschiedene UV-Lampen auf dem Markt angeboten. Intensives ultraviolettes Licht wird auch in vielen Krankenhäusern zum Desinfizieren be-

Ultraviolettes Licht unterstützt den Kalziumstoffwechsel

nutzt; das Licht ist so kurzwellig, daß es Bazillen tötet! Überdosen an UV-Licht verursachen jedoch Hautkrebs, während eine zu intensive Bestrahlung mit Infrarotlicht grauen Star auslösen kann.

Mit ultraviolettem Licht desinfizieren

Infrarotes Licht bei Muskelkrämpfen

Wir Menschen empfinden das infrarote Licht als Wärme. Es wird deshalb zum Lösen von Muskelkrämpfen und zum Auflockern von verhärtetem Gewebe eingesetzt. Vor allem in der Krankengymnastik und in Massagepraxen findet es Anwendung.

Röntgen- und Gammastrahlen sind hingegen von so kurzer Wellenlänge, daß sie ungehindert den menschlichen Körper durchdringen können. Sie werden in der Medizin auf vielfältige Art benutzt.

In der Schulmedizin wird also das Licht in Einzelfällen als Heilmittel verwendet. Meist handelt es sich jedoch um Wellenlängen, die kürzer oder länger als das sichtbare Spektrum sind: Röntgenlicht, ultraviolettes oder Infrarotlicht. Die therapeutischen Erfolge sind wohlbekannt und hinreichend dokumentiert. Liegt es deshalb nicht auf der Hand, daß auch das dazwischen liegende Spektrum von sichtbarem, farbigem Licht unseren Körper zu beeinflussen vermag?

Die Schulmedizin nutzt die Heilkraft des Farblichtes noch zu wenig

Die Geschichte der Farbtherapie

Volksmedizin – Rückbesinnung auf die Wurzeln der Farbtherapie

Wenn auch die Kraft der Farben von der Schulmedizin noch recht sparsam genutzt wird, ist es bei der alternativen Medizin der gegenteilige Fall. Vieles aus der modernen Naturheilkunde hat seine Wurzeln in der alten Volksmedizin, die wiederum auf antiken und mittelalterlichen Traditionen fußt. In früher Zeit wurde noch nicht scharf zwischen Kunst und Wissenschaft, Religion und Philosophie getrennt, und auch Medizin und Psychologie wurden nicht als unterschiedliche Disziplinen angesehen. In diesem mehr ganzheitlichen Denken hatte die Farbtherapie einen festen Platz. Natürlich ist es schwer, aus heutiger Perspektive die damalige Wirksamkeit dieser Methoden abzuschätzen. Sicher ist aber, daß ihnen einst großes Interesse entgegengebracht wurde und daß man sie nicht vergessen hat. Nach und nach werden heute die alten Grundprinzipien immer mehr erforscht und neu angewandt.

Die drei Formen des Farberlebens und der Farbtherapie

Wenn man von Farberleben und Farbtherapie spricht, muß man drei Formen unterscheiden, denn in der Natur existieren drei verschiedene Ebenen von Farbstimulanz.

1. Die klarsten und schönsten Farbtöne werden erzeugt, wenn Sonnenlicht gebrochen wird und sich Regenbogenfarben zeigen. Dieses verblüffende Schauspiel wird wohl nie aufhören, uns zu

faszinieren – seien es Seifenblasen im Sonnenlicht oder Ölflecken, die auf dem Straßenpflaster leuchten, oder der schillernde Federschmuck eines Pfaus.

2. Die zweitschönsten Effekte liefert das Licht, das auf Edelsteine oder gefärbtes Glas trifft. Wir können dieses Farbenspiel zwar recht leicht erzeugen, der Reinheitsgrad ist jedoch wegen der nicht mehr optimalen Aufteilung der Lichtwellen weniger spektakulär.

3. Bei der Verwendung von bunten Stoffen, Papier oder Farbflächen erhalten wir gedämpftere Effekte. Das Licht wird hier von einer pigmentierten Schicht reflektiert und quasi absorbiert. Das reflektierte Licht ist farbig, und dies stellt wahrscheinlich die üblichste Form dar, wie Farben auf uns wirken. Die Wellenlängen sind jedoch gemischt, und die Leuchtkraft von Körper- oder Pigmentfarben wird sich nie mit dem reinen Farblicht messen können.

Für fast jede klassische farbtherapeutische Behandlung gilt daher, daß die reine Farbbestrahlung die effektivste Methode ist, Körper und Psyche zu stimulieren. Es werden bei diesen Therapien daher in den seltensten Fällen zusätzlich farbige Einrichtungen, Kleider oder Gebrauchsgegenstände verschrieben. Zum Vergleich: Die dynamische Reichweite von reinem Farblicht überschreitet die Größenordnung 1:100, das heißt, die lichtstärkste Nuance in einem Farbbilderfeld ist mindestens hundertmal intensiver als die lichtschwächste. Die dynamische Reichweite bei Pigmentfarben liegt unter 1:10, wodurch die Farben spürbar schwächer wirken. Dazwischen liegt der Farbfernseher mit einer Dynamik von 1:30. Wir dürfen jedoch nicht vergessen, daß das

Die Bestrahlung mit reinem Farblicht ist die effektivste Methode

menschliche Auge eine Dynamik von 1 : 1 000 000 erfassen kann! Intensives Sonnenlicht ist nämlich um eine millionmal stärker als das nächtliche Dunkel, und unser Sehvermögen ist so geschaffen, daß es diese gewaltige Spannbreite tatsächlich zu erfassen vermag.

Das alte Ägypten und Indien

Heilen in farbigen Räumen im alten Ägypten

Die ersten Hinweise auf Farbtherapien stammen aus dem alten Ägypten, das heißt aus der Zeit um 2500 vor Christus. In Verbindung mit dem Sonnenkult und anderen religiösen Ritualen wurden Farben bewußt eingesetzt. In Tempelbezirken richtete man kleine Zellen ein, die nach Süden zeigten und innen farbig ausgemalt wurden. Man verwendete damals Farben auf Kalk- und Temperabasis. Die in Sonnenlicht getauchten Farbräume dienten dann kultischen wie auch therapeutischen Zwecken.

Edelsteine erzeugten in Indien heilendes Farblicht

Frühe Formen der Farbtherapie finden wir auch in der indischen Tradition. Erste Behandlungsmethoden wurden etwa um 2000 vor Christus entwickelt. Man legte den Kranken in die Sonne und plazierte Edelsteine auf seinem Körper, um farbiges Licht direkt auf die betroffenen Stellen zu lenken. Juwelen besitzen klare Kristall- und Molekülformen, so daß man mit ihrer Hilfe sehr reines Farblicht erzeugen kann. Damals besaß man noch nicht das Wissen, genauso leuchtende, jedoch billigere Glasstücke herzustellen, sondern man war auf die teueren geschliffenen Edelsteine angewiesen. Diese Form der Farbtherapie war deshalb sehr kostspielig und wurde nur für bestimmte Zwecke in Tempeln und an Fürstenhöfen verwendet. Die spätere Kunst, sich mit Juwelen zu schmücken geht auf die indische Sitte zurück, an bestimmten Körperstellen, die auch Akupunkturpunkte sind, Edelsteine zu tragen.

In Indien war es auch üblich, die Patienten über ausgewählte Farben meditieren zu lassen. Die Farben vor dem inneren Auge zu sehen und sie in Gedanken «einzuatmen», empfand man als äußerst heilsam. Mit einer inneren, imaginierten Farbstimulanz konnte man oft dasselbe Ergebnis erreichen wie mit einer äußeren Therapie.

Eine imaginierte Farbstimulanz wirkt in der Meditation heilend

Mittelalter, Renaissance und Aufklärung

In der abendländischen Tradition finden wir im neunten Jahrhundert nach Christus Hinweise auf erste Farbtherapien. Der Alchimist und Philosoph Avicenna baute dazu auf der Lehre des Aristoteles von den vier Körperflüssigkeiten auf und schlug vor, mit Farben die verschiedenen Temperamente zu beeinflussen. Man unterschied zwischen dem cholerischen, sanguinischen, melancholischen und phlegmatischen Temperament und ordnete diesen die Elemente Feuer, Luft, Erde, Wasser zu. Dies entspricht wiederum den Farben Rot, Gelb, Grün und Blau. Avicenna war der Meinung, daß die Gemütslage durch das Sonnenlicht, das in einen Raum durch gefärbte Glasscheiben strahlt, am positivsten beeinflußt werde. Avicenna erwähnt beispielsweise auch, daß Patienten mit Nasenbluten nicht in einen roten Raum gesetzt werden sollten und daß eine Behandlung mit Blau bei depressiven Menschen zu vermeiden sei.

Avicenna und die Beeinflussung der Temperamente mit Farben

Die kunstvollste Verwendung von gefärbtem Glas finden wir bei den bleigefaßten Fenstern der

Das Licht der Kirchenfenster heilte die Gläubigen des Mittelalters

Kirchen und Kathedralen des Mittelalters. Die prachtvollen Fensterrosetten in den Kathedralen von Chartres und Notre Dame in Paris sind wohl die berühmtesten Beispiele. Klöster und Kirchen wurden im Mittelalter auch als geistige Therapiezentren benutzt, und man setzte Gesunde wie Kranke in die glänzende Lichtflut, die durch die bunten Fenster in das Innere der Kirchenräume drang.

Die klaren Farben und kunstvollen Muster, die das Sonnenlicht zeichnet, müssen die Menschen damals sehr beeindruckt haben. Sogar Leonardo da Vinci erwähnte, daß er gern hinter sonnendurchfluteten Fenstern meditiere. Er bevorzugte violette Lichttöne, da diese ihn beim Malen besonders inspirieren würden. Auch Rembrandt ging, wenn auch nur beiläufig, auf den starken Einfluß der violetten Farbe ein. Er warnte allerdings davor, daß ein Übermaß an Violett den Betrachter leicht zur Torheit verführe.

Wissenschaft und Intuition: die Farbenlehre von Newton und Goethe

In der Zeit der Aufklärung zeigte man großes Interesse für die Macht der Farben, doch wurden damals keine neuen therapeutischen Systeme entwickelt. Der Physiker und Mathematiker Isaac Newton demonstrierte die Zerlegung des Lichts in Spektralfarben durch ein Prisma und veröffentlichte 1704 richtungweisende optische Studien. Im Jahr 1810 präsentierte Johann Wolfgang von Goethe sein großes und sehr persönliches Werk «Zur Farbenlehre», in dem er unter anderem scharfe Kritik an den wissenschaftlichen Theorien Newtons übt.

Das neunzehnte und zwanzigste Jahrhundert

Zu Beginn des neunzehnten Jahrhunderts wurde das alte Wissen um die Heilkraft der Farben wieder zum Leben erweckt. Der Amerikaner Edwin Babbitt konstruierte beispielsweise einfache Lichtstrahler mit Lichtbogen und austauschbaren farbigen Glasfiltern, um die Behandlungsmöglichkeiten mit Farblicht zu vereinfachen und für viele erschwinglich zu machen. Der italienische Arzt Dr. Ponza ließ 1875 in einer Nervenheilanstalt Behandlungszimmer völlig einfarbig einrichten. Seine Farbkuren konnten zumindest die Leiden seiner Patienten mildern; eine vollständige Heilung war mit diesem Verfahren noch nicht zu erreichen.

Die Farbkuren von Edwin Babbitt und Dr. Ponza

Zu Beginn des zwanzigsten Jahrhunderts beschäftigte sich Rudolf Steiner, der Begründer der Anthroposophie, mit der Wirkung von Farben vor allem auf Kinder und konzentrierte sich auf die von ihm bevorzugten formauflösenden, schimmernden Pastellfarben.

Rudolf Steiner und die Anthroposophie

Der aus Indien stammende Elektroingenieur Ghadiali Dinshah entwickelte in den USA zwischen 1920 und 1945 ein Farbbehandlungssystem, das er Spectro-Chrome nannte. Er kombinierte zwölf Standardfarben, die mit einer Art Diaprojektor auf den Körper des Patienten projiziert werden konnten, um physische Störungen zu heilen.

Spectro-Chrome: eine Erfindung von Ghadiali Dinshah

Der deutsche Arzt Felix Deutsch studierte diese Methode recht intensiv, um einen Zusammenhang zwischen emotionalen Stimmungen und medizinischen Faktoren zu finden. Er richtete dazu einen speziellen Therapieraum ein: Die großen Fenster eines Gartenzimmers wurden mit austauschbaren gefärbten Scheiben versehen und der Raum mit farbigen Glühlampen beleuchtet. Warmes Rot und Meergrün waren die von ihm bevorzugten Therapiefarben. Nachdem die geeignete Farbe installiert war, verbrachte der Patient etwa eine halbe Stunde in diesem Raum. Die Behandlungsdauer lag zwischen fünf und zehn Einzelsitzungen.

Felix Deutsch und die Beeinflussung der Emotionen durch Farbe

Bei mehreren psychosomatischen Erkrankungen wie Atemnot, Schlaflosigkeit und Bluthochdruck wurden nach und nach deutliche Heilerfolge erzielt. Deutsch befragte nach jeder Sitzung die Patienten eingehend nach ihrer Gemütslage und körperlichen Befindlichkeit. Dazu kontrollierte er Puls, Atem, Muskelspannung und Blutdruck, um zu prüfen, inwieweit die Farbe den Organismus beeinflußt hatte. Am Schluß der Untersuchung sollte der Patient frei aussprechen, wie er die Farbe empfunden habe. Deutsch stellte fest, daß die subjektive Einstellung des Patienten der wichtigste Faktor für den Heilungserfolg war und daß die damit verbundene Stimmungslage ebenfalls entscheidend daran Anteil hatte. Durch die Harmonisierung der Emotionen wurden seelische Prozesse in Gang gesetzt, die selbstheilend wirkten.

Kurt Goldstein und die Behandlung neurologischer Störungen

Der deutschstämmige Arzt Kurt Goldstein führte in den dreißiger und vierziger Jahren in den USA eine Reihe wichtiger Farbstudien durch. Er spezialisierte sich auf die Behandlung von neurologischen Störungen. Bei Patienten, die an Epilepsie oder der Parkinson-Krankheit litten, konnte der Spasmus wesentlich gelindert werden, wenn der Kranke blauen oder grünen Farben ausgesetzt wurde. Rot hingegen verschlimmerte den Zustand und führte zu akuten Ohnmachtsanfällen Dr. Goldstein beschrieb eingehend die dramatischen Gleichgewichtsstörungen, die die Farbe Rot auslösen kann. Er empfahl deshalb grüne Brillen und grüne Kleidung bei nervösem Zittern.

In den USA kombinierte Cecil Stokes gefilmte abstrakte Farbmeditationen mit sanfter Musik. Diese Filme wurden Kriegsverletzten, die meist auch an seelischen Störungen litten, vorgeführt. Die Patienten zeigten sich nach mehreren solcher Farbbehandlungen offenbar kommunikationsbereiter. Einige erlebten sogar eine Art Katharsis: Ihre spontanen Ausbrüche von Lachen und Weinen empfanden sie in ihrem depressiven Zustand als große Erleichterung. Bei diesen Experimenten wurde der Farbe selbst keine Heilkraft zugeschrieben, sie wirkte jedoch als eine ausgezeichnete emotionale Unterstützung.

Cecil Stokes gefilmte Farbmeditationen

In England, das sich gegenüber alternativen und esoterischen Heilmethoden schon immer sehr tolerant gezeigt hat, werden seit dem Zweiten Weltkrieg mehrere Formen von Farbtherapie angeboten. Einer der bekanntesten Farbtherapeuten ist dort der deutschstämmige Theo Gimbel, der stark von der Anthroposophie beeinflußt wird. Er arbeitet mit Farblicht. Kontrastfarben wie etwa Türkis und Orange werden in Abständen durch matte Glasscheiben, deren Formen dem Krankheitsbild und Zustand des Patienten angepaßt sind, projiziert. Die Behandlung wird zusätzlich durch Entspannungsmusik untermalt.

Theo Gimbel – Heilen mit Farben und Formen

Ronald Beesley, ein anderer Engländer, entwarf künstlerisch gestaltete Therapielampen unter anderem für Kinderkrankenhäuser. Er hatte herausgefunden, daß ein sattes blaues Licht mit Spuren von Purpur und Gelb eine beruhigende Wirkung auf Kinder hat, die sich vor Dunkelheit

Therapielampen für Kinder von Ronald Beesley

Therapie mit farbigen Hautölen

und Einsamkeit fürchten. Er entwickelte auch spezielle Filter aus Kunststoff-Folien zum Einwickeln von Lebensmitteln und Getränkeflaschen.

Die englische Therapeutin Vicky Wall arbeitet mit farbigen Hautölen. Diese Massageöle werden direkt auf die kranken Körperteile und speziellen Nervenpunkte aufgebracht, wobei die Farbpigmente von der Haut aufgenommen werden.

Eine Art dämpfende Farbtherapie wird in amerikanischen Gefängnissen erprobt. Die Methode hat gewisse Ähnlichkeiten mit den hundert Jahre zuvor von Dr. Ponza durchgeführten Therapien. Aggressive Strafgefangene werden mindestens fünfzehn Minuten lang in einen ganz in Rosa gehaltenen Raum gesetzt. Der überwältigende Eindruck der speziellen rosa Bonbonfarbe wirkt beruhigend. Schon nach etwa drei Sekunden tritt ein muskelschwächender Effekt ein; die Farbe wirkt also wesentlich schneller als irgendein Beruhigungsmittel. So ist es nach der Behandlung möglich, mit dem Gefangenen ein konstruktives, ruhiges Gespräch zu führen.

Die Behandlung von Migräne mit Hilfe von Spezialbrillen

Der englische Arzt John Anderson entwickelte in den achtziger Jahren eine effektive Farbkur gegen Migräne. Er setzt seinen Patienten beim Beginn einer Schmerzattacke eine Spezialbrille mit eingebautem rotem Blinklicht auf, das wechselweise auf das rechte und linke Auge gerichtet ist. Frequenz und Lichtstärke können individuell eingestellt werden, wobei schnelles Blinken kombiniert mit kräftigem Farblicht die besten Resultate erbringt. Nach einer Stunde ist der Migräneanfall meist abgeklungen. Diese Methode darf jedoch keinesfalls bei Menschen mit einer Neigung zur Epilepsie angewendet werden. Sie sind auch durch bestimmte Lichteffekte in Diskos gefährdet. Blitzartige Lichtimpulse lösen Krämpfe aus und sind für Epileptiker regelrecht gefährlich.

Darüber hinaus leiden viele Menschen an Störungen, die durch die falsche Beleuchtung oder unpassende farbliche Gestaltung ihres Arbeitsplatzes hervorgerufen werden. Der Amerikaner Faber Birren ist einer der wichtigsten Pioniere auf dem Gebiet der optimalen Arbeitsplatzgestaltung. Seine Studien waren die Grundlage für die Entwicklung von Standards für Maschinenfarben und Innenraumanstriche in Schutzfarben. Was für die Gefahrenzonen in industriellen Produktionsabläufen gilt, sollte jedoch auch bei der Gestaltung jedes einzelnen Arbeitsplatzes wie auch privaten Wohnbereiches Anwendung finden.

Faber Birren – ein Pionier der optimalen Arbeitsplatzgestaltung

Das heimliche Leben der Farben

*F*arben beeinflussen uns auf unterschiedlichste Art und Weise, indem sie unsere biologischen Instinkte wecken oder aber Gefühl und Verstand ansprechen. Viele der psychologischen Wirkungen der Farben bleiben jedoch verhältnismäßig diffus. Die starken physischen Reflexe, die Rot und Blau beim Menschen auslösen, sind zwar recht gut erforscht worden und im Rahmen von therapeutischen Methoden in die medizinische Praxis eingeflossen. Generell wurde jedoch der emotionale Gehalt der Farben noch nicht systematisch erforscht, was recht unbefriedigend ist, wenn man sich eingehender mit der Farbtherapie beschäftigen möchte. Unsere Kenntnis der Farben wollen wir deshalb im folgenden noch etwas erweitern.

Der emotionale Gehalt der Farben ist nur wenig erforscht worden

Dabei sollten wir nicht vergessen, daß die Psychologie keine blutjunge Wissenschaft ist. In vielen alten Kulturen war das Studium der menschlichen Seele hoch angesehen, und keine Mühe wurde gescheut, mehr Licht in die Labyrinthe des Bewußtseins zu tragen. Die Erfahrungen dieser Hochkulturen sind in gewissem Sinne den unsrigen überlegen. Wir können uns deshalb von den uralten Systemen der Farbphilosophie inspirieren lassen.

Vor allem die indische Kultur, die sich im Zuge der Einwanderung persischer Volksstämme in das

Indusgebiet herausbildete, lehrt uns viel über die Zusammenhänge von menschlichem Seelenleben und Körperempfinden. Zu jenem frühen Zeitpunkt wurde die Veden verfaßt, die zu den ältesten Schriften der Welt zählen. Vor dem Hintergrund der vedischen Philosophie entstand etwa 2000 Jahre vor Christus ein medizinisches System, das ethische und naturphilosophische Komponenten einschließt. Man war davon überzeugt, daß die menschliche Psyche durch Gedanken, Träume, Umwelt, Erbfaktoren, Arbeit, Nahrung, Musik, Düfte, Gewürze, Edelsteine, Metalle und Farben geformt wird. Dieses holistische System wird Ayurveda genannt. Es war unter anderem der erste Versuch, die therapeutischen Einwirkungen der verschiedenen Farben zu katalogisieren.

Ayurveda und die sieben Grundtöne der indischen Farbmedizin

Obwohl bei dieser ganzheitlichen Methode nicht zwischen körperlichen und seelischen Wirkungen unterschieden wird, möchte ich hier nur die psychologischen Gesichtspunkte erörtern.

In der indischen Farbmedizin wurden sieben Grundfarben verwendet: Rot, Orange, Gelb, Grün, Blau, Indigo und Violett. Diese Farben brachte man mit den Energiezentren des Körpers, den Chakras, in Verbindung, was an das chinesische System der Akupunktur erinnert.

Wir wollen diese sieben klassischen Farben im Rahmen der Farblichttherapie vorstellen. Wie schon erwähnt ist es nämlich etwas ganz anderes, in Lichtwellen zu baden, als lediglich die farbige Oberfläche von Stoffen oder Papier zu betrachten. In der Praxis werden noch weitere Farben beziehungsweise Lichtfrequenzen verwendet, die ebenfalls vorgestellt werden sollen: Infrarot, Gelbgrün, Türkis und Ultraviolett. Ich habe herausgefunden, daß sie eine wichtige Ergänzung zu den herkömmlichen Grundfarben darstellen. Wir können nun mit elf Tönen spielen, was wesentlich abwechslungsreicher ist, als nur Rot und Blau zu erkunden.

Wir dürfen jedoch nicht vergessen, daß Farben in erster Linie unsere Gefühle und Instinkte beeinflussen, und deshalb ist es fast unmöglich, die tiefere Symbolik der Farben mit Worten zu umschreiben. Um sie zu erfassen, benötigen wir die viel feinere Intuition. Die Urzeitmenschen bemalten sich mit kräftigen Farben, wenn sie in ihren Ritualen tanzend mit den Mysterien der Seele in Kontakt treten wollten. Wir werden nun etwas Ähnliches tun. Wir tanzen einen lustigen Reigen, in dem die Farben als lebendige Schauspielerfamilie mittanzen – ein burleskes Drama im bunten Sprachgewand, mit groben Vereinfachungen und ein wenig Ironie, um die Tonlagen besser zu unterscheiden. Vorhang auf, die Vorstellung kann beginnen:

Mit Hilfe der Intuition den Symbolgehalt der Farben erforschen

Rot

Instinkt, Hitze, Sexualität, Kraft, Mut, Kampflust, Impulsivität, Offenheit.

Rot ist ein wilder Kamerad

Rot ist ein «wilder Kamerad». Er entzündet die Instinkte, den Körper. Im Widerschein von Blut, Feuer, Rubinen gibt er ein gewaltiges Tempo vor. Keiner kann so wie er unsere animalischen Triebe entfachen. Kraft und Wärme, die atemlose Jagd und besinnungslose Lust sind seine Welt.

Fehlen Ihnen die Leidenschaft, der schnelle Puls? Wie steht es um Ihren Kampfgeist? Fühlen Sie sich müde und zerschlagen, oder haben Sie Schüchternheit und Minderwertigkeitsgefühle überwältigt? Dann schlagen wir eine Runde mit unserem bärenstarken Freund, dem Rot, vor. Zusammen mit ihm können Sie Ihre Muskeln spielen lassen und Ihre Kraft erproben. Er ist hart, aber fair. Ein Charakterkopf mit viel Temperament, aber immer warm und voller Liebe! Bei ihm gibt es kein raffiniertes Vorspiel. Gleich drauflos – das ist seine Devise.

Seine wilden Spiele haben ihm einen schlechten Ruf eingebracht, was er aber nicht verdient hat. Rot empfinden viele von uns als bedrohlich und sogar schockierend. Man sagt vom Rot, es wirke ordinär und ungeschliffen; böswillige Zungen behaupten gar, es sei sensationslüstern und schmutzig.

Sicher ist dies alles nur dummes Gerede, und ein wohlerzogener Bücherwurm wie Sie sollte so klug sein und sich nicht allzusehr auf Rot einlassen. Ihr eigenes Temperament könnte ja unversehens vor Zorn überkochen, und Ihre Begierden könnten unersättlich werden.

Rot befindet sich auf der niedrigsten Frequenz des sichtbaren Lichts, vergleichbar dem schweren Beat des Basses. Rot macht ziemlich viel Lärm, und zu Heavy Metal tanzt unser Freund am liebsten.

Orange

Gefühl, Lebhaftigkeit, Großzügigkeit, Reichtum, Freundschaft, Überfluß, Sinnlichkeit, Glamour.

Orange ist eine «amüsante Dame» voller Wärme und Gefühl, die unsere Sinne berauscht und erweitert. Sie schmückt sich mit Blumen und goldenen Früchten, gefärbt mit ambrafarbenem Harz. Madame Orange liebt große Feste und verschwenderische Bankette. Ihre frivole Lebenslust und ihr üppiger Charme wecken die müden

Orange ist voller Wärme und Gefühl

Lebensgeister. Lassen Sie Ihre Gefühle in ihrem goldenen Honig baden. Ihre Freunde werden Sie lieben, und Ihre Großzügigkeit wird keine Grenzen kennen. Schlaraffenland? Ach was, nach uns die Sintflut!

Aber so schlimm ist es nun doch nicht. Wir wünschen uns ja alle, umschwärmt zu sein, denn wir leben gern in einer geselligen Herde. Und wenn die Dame Orange auch ihre Sinnlichkeit genießt, so ist sie doch kein dekadenter Hedonist. Sie widersteht allen frivolen Anträgen. Sehen Sie also zu, daß Sie ihre echte Freundschaft nicht durch Anzüglichkeiten verlieren. (Es gehört hier keineswegs zur Sache, daß sie tatsächlich eine Affäre mit dem schönen Jüngling Indigo hat.) Sie holt Ihnen eine Extraportion Orange, wenn Ihnen das Leben zu einsam und unsicher erscheint. Besuchen Sie Madame Orange, wenn Armut und Mangel Ihnen im Nacken sitzen. Der französische Maler Delacroix war der Ansicht, daß ihre Farben Fröhlichkeit und Reichtum hervorbringen.

Aber die sinnlichen Freuden von Madame Orange fordern irgendwann unseren Widerwillen heraus. Katerstimmung macht sich breit. Stopfen Sie zuviel von ihren Gaben in sich hinein, werden Sie womöglich träge, dickköpfig und stur.

Madame Orange liebt Festmusik, Tanz und Flirt. Zu einem flotten Tango sagt sie nicht nein.

Gelb

Intellekt, Schnelligkeit, Klarheit, Genauigkeit, Logik, Kommunikation, Neugierde, Pfiffigkeit.

Das muntere Gelb stachelt den Intellekt an

Unser blitzgescheiter «Vetter Gelb» läßt die Gedanken rasen und gibt auch keine Ruhe. Ihm gehören die hellsten Nuancen des Spektrums, die Farbe des Sonnenscheins, der Zitronen, des Zitrins. Keiner hat einen so hellen Kopf wie er. Er ist völlig unschlagbar, wenn es um pfiffige Ideen oder schöne Formulierungen geht. Seine intellektuelle Neugierde kennt keine Grenzen, und er beginnt immer neue wissenschaftliche Projekte und feilt an Theorien. In seinem Labor blubbern Reagenzgläser und Retorten ohne Unterlaß. Wie ein Laserstrahl dringt er unbarmherzig durchs Diffuse und schneidet Ihren krausen Gedankenfaden einfach ab.

Dunkle Schatten werden verjagt. Wer könnte den goldenen Flügeln Merkurs auch Widerstand leisten? Unser Vetter Gelb ist wendig und spirituell und ein guter Unterhalter. Er stimuliert die Genauigkeit und klare Analyse. Cogito, ergo sum – Ich denke, also bin ich. Sind Sie also der Meinung, Ihr Denken rotiere nicht schnell genug oder Aberglauben und Vergeßlichkeit schränkten Ihre geistige Beweglichkeit ein? Sind Sie so zerstreut und voreingenommen, daß Sie klare Informationen überhaupt nicht mehr zur Kenntnis nehmen? Ein Kurzbehandlung bei Vetter Gelb wird Ihr Gehirn und Ihre Lernprozesse aktivieren.

Auf Merkurs goldenen Flügeln werden alle Schatten verjagt

Auch die Sonne besitzt Flecken. Und so muß zum Nachteil von Vetter Gelb gesagt werden, daß er viele mit seiner scharfen Zunge und seinem elektrisierenden Überschwang verstört. Am besten genießt man ihn in fein dosierten Mengen. Ansonsten kann Sie seine große Gerissenheit zu Falschheit und Verrat verleiten.

Das gelbe Orchester ist wie immer in hellen Diskanttönen gestimmt. Vetter Gelb liebt den trockenen, metallischen Klang des Cembalos und freut sich auf ein elegantes wie munteres Menuett.

GRÜN

Traum, Hoffnung, Liebe, Zärtlichkeit, Empfindlichkeit, Jugend, Natürlichkeit, künstlerisches Talent.

Grün schenkt uns Trost und Hoffnung

Das treue «Fräulein Grün» schenkt uns merkwürdige Träume und gibt der Seele Hoffnung. Sie kleidet sich in taufrisches Gras, von dem sie ihre Farben geliehen hat. Sie ist natürlich, kindlich und verspielt, aber auch sensibel, verletzbar, romantisch und in sich gekehrt – gespalten wie Psyche, die auf den göttlichen Amor wartet. Vielleicht sehnt Fräulein Grün sich ja nach ihrem roten Ritter. Doch seine Anträge sind zu schamlos. Grün ist ruhig, aber intensiv, warm und trotzdem kalt. Als liebliche junge Frau thront Grün im Mittelpunkt des Spektrums, sie hält Balance. Fräulein Grün strahlt Harmonie und Genügsamkeit aus mit demselben rätselhaften Lächeln wie Mona Lisa. Ist sie vielleicht die Beatrice des Künstlers? Oder Floras Schwester?

Poeten und Minnesänger machen der jungen Frau ihre Aufwartung, aber trotz der vielen Freier bewahrt sie alle Geheimnisse ihrer Seele. Ohne narzißtisch zu sein, weiß sie, daß sie eine große Liebe nur durch Selbstliebe erreichen kann. Ihre Gesellschaft ist ein Balsam für die Seele und voller Trost. Haben Sie einen Verlust zu betrauern oder Liebeskummer, sollten Sie sich an Fräulein Grün wenden. Bei ihr können Sie endlich Ihr Herz öffnen. Sie lernen Freigebigkeit und Natürlichkeit. Haben Sie Angst vor dem Altwerden, dann schicken wir Sie zu einem Bad in ihre grünen Farben.

Sie welkt nie und ist unsterblich. Trinken Sie jedoch nicht zu gierig aus ihrer Quelle ewiger Jugend. Mißbrauch führt zu Neid und Verantwortungslosigkeit.

Die Melodien der grünen Jungfer sind fast immer von heiterem und weichem Timbre. Und in den Rhythmus des sommerlichen Walzers passen sich ihre keuschen Pirouetten auf das Perfekteste ein.

Blau

Intuition, Idealismus, Wahrheit, Autorität, Ruhe, Konzentration, Stabilität, Tradition.

«Vater Blau» unterstützt unsere Intuitionen und stillt die ewige Unruhe unserer Seelen. Seine kühle Leuchtkraft scheint edlen Saphiren zu entspringen, auch verwaltet er ein wenig von der verlockenden Unendlichkeit des Himmelsgewölbes. Vater Blau lädt seine Gäste zu einer philosophischen Plauderstunde oder zur Meditation auf seine Veranda ein, und er ist mit seinem ruhigen Selbstvertrauen ein äußerst angenehmer Gastgeber. Im Laufe des Tages versammeln sich seine Freunde im beruhigenden Schatten seines Hauses und erörtern die Dinge des Lebens.

Es passiert auch, daß Vetter Gelb auftaucht und sich an der Runde beteiligt, teils um interessante Leute zu treffen, aber auch um in Streitgesprächen Vater Blaus stoische Vernunft in Frage zu stellen. Es herrscht tatsächlich eine Art Haßliebe zwischen diesen beiden Geistern. Vater Blau ist der Herr der Luftschlösser. Wirkt er auch still und ein wenig zurückhaltend, so darf man seine Fähigkeiten keinesfalls unterschätzen. Er besitzt die enorme Kraft der Konzentration und Ruhe. Schscht, bitte nicht stören!

Leiden Sie an Schlaflosigkeit, Nervosität oder neigen Sie zur Aufgeregtheit, sollten Sie sich unbedingt in seine Gartenschaukel setzen. Lehnen Sie sich in aller Ruhe zurück, und zählen Sie bis zehn,

Das souveräne Blau lädt zum Meditieren und Philosophieren ein

wenn der Streß zu arg wird. Vater Blau ist ein Idealist der alten Schule, und suchen Sie die Tiefe der inneren Wahrheit, so fragen Sie ihn um Rat! Alle respektieren ihn, sein Urteil wiegt schwer.

Aber den ganzen Nachmittag sollten Sie dem alten Papa nicht zuhören, denn ehrlich gesagt ist er etwas lahm, und seine Aphorismen bekommen allmählich einen faden Nachgeschmack. Sie empfinden dann eine unangenehme Müdigkeit und werden leicht deprimiert.

Vater Blaus tiefe Stimme ist ergreifend und voller wehmütiger Leidenschaft. Der alte Herr meint zwar, er könne nicht tanzen, aber kommt er bei einem guten alten Blues so richtig in Schwung, bleibt er die ganze Nacht auf der Tanzfläche.

INDIGO

Vision, Zielsetzung, Kontrolle, Unerschütterlichkeit, Geborgenheit, Weisheit, Individualität, Meisterschaft.

Indigo unterstützt die visionäre Schau

«Prinz Indigo» hat seinen Blick nach vorne gerichtet. Er gibt Ihren Visionen Kraft, und mutig macht er die Autorität des Geistes geltend. Seine Farbenpracht spiegelt den Wettkampf zwischen dem Glanz des Lapislazuli und dem matten Samt der Mitternachtsstunde. Einige von uns nennen es Königsblau, aber keiner weiß so richtig über die exotische Herkunft von Prinz Indigo Bescheid. Andere wiederum behaupten, er sei ein indischer Fürstensohn, der Frau und Kinder verlassen habe, um sich mit dem Bettelstab in der Hand auf die spirituelle Suche zu machen. Wahr ist aber, daß er für sein Alter große Weisheit besitzt. Er ist viel herumgekommen, und seinen Behauptungen zufolge scheint er eine Art Kundschafter des Sultans gewesen zu sein. Inschallah!

Glauben Sie, den Kompaß Ihres Lebens völlig verloren zu haben, und zögern Sie zu oft? Zeigen sich Ihnen Fata Morganas häufiger als Oasen? Prinz Indigo kann Ihnen behilflich sein, die Dämonen des Zweifels zu verjagen, so daß der Weg in die Zukunft wieder sicher vor Ihnen liegt. Alles kommt mit seiner Hilfe in Ordnung, und die unerreichbar erscheinenden Ziele liegen plötzlich nicht allzuweit entfernt. Prinz Indigo hat etwas Majestätisches und Unerschütterliches an sich, was ihm eine fast hypnotisierende Kraft verleiht. Per aspera ad astra...

Blicken Sie aber nicht zu lange in seine fesselnden Augen, sonst kann es passieren, daß Sie eine schlechte Kopie seiner ruhigen Weisheit werden, und ohne es zu merken, verstricken Sie sich in Dominanz und Dummheit.

Prinz Indigo besitzt eine imponierende Sammlung antiker orientalischer Instrumente von tiefem, magischem Klang. Er beherrscht viele altertümliche höfische Tänze mit merkwürdig langsamen Schrittfolgen. Sagen Sie jedoch den Musikern, sie sollen eine lustige Weise anstimmen!

Violett

Willen, Macht, Religion, Mysterium, Transzendenz, Begeisterung, Genialität, Zauberkunst.

«Mutter Violett» zeigt uns, was menschlicher Wille vermag und läßt uns unsere wundervolle Macht ahnen. Das Licht der Schweißflamme, der Amethyst, das Veilchen – alle sind sie Geschwister, und alle zollen sie Mutter Violett Anerkennung. In religiösen Schriften beschäftigt man sich mit der großen Mutter Violett, denn ihre Innigkeit inspiriert zu totaler Transzendenz, zu einem Zustand absoluten Seins, bei dem die Grenzen

Das inspirierende Violett eröffnet den Blick auf unser Potential

aufgelöst sind. Künstler und Heilige huldigten gemeinsam der Hohenpriesterin der Farben. In mächtigen Felsengewölben bewahrt sie die zeitlosen Geheimnisse des Lebens. Mutter Violett schenkt ihren Schülern geniale Ideen, und viele phantastische Erfindungen wurden unter ihrem Einfluß in einem ekstatischen Augenblick des Erkennens geboren. Heureka!

Wagen Sie es, sich den großen Mysterien zu nähern und alles loszulassen, um alles zu gewinnen? Dann sollten Sie durch das violette Tor schreiten, um von dem perlenden Nektar der Verzückung und Befreiung zu kosten. Doch eine Warnung: Betrinken Sie sich nicht an dem heißen Wein! Die große Mutter Violett residiert im hochschwingenden Bereich des sichtbaren Farbenspektrums, ihr ist deshalb größter Respekt entgegenzubringen. Sollten Sie ihre Sakramente entweihen, kann dies tragische Konsequenzen nach sich ziehen, denn ihre negative Kraft ist ebenso stark wie ihre positive Energie. Ein Kurzschluß kann zur paranoiden Flucht aus der Wirklichkeit oder zum totalen Irrsinn führen.

Mutter Violetts Klangfarbe besitzt ein hohes und exaltiertes Vibrato. Es ist die Untermalung für großartige Festspiele oder die Rituale des Tempeltanzes.

Infrarot

Erinnerung, Regression, Symbiose, Fruchtbarkeit, Wärme, Dunkelheit, Schwere, Erde.

Die erloschene Glut des Infrarot hält uns umschlungen

«Big Mama» hält sich bedeckt. Sie ist still und warm, sie erinnert uns an das Dunkel der Gebärmutter. Unsichtbar durch ihre niedrige Schwingung erinnert sie an die erloschene Glut von orangeschwarzer Farbe.

Eine kräftige Negerin, mit rotem Fleisch unter ihrer schwarzen Haut. Big Mama öffnet ihre weichen Arme, in denen man wie in Samt versinkt. Eine stattliche, reife und bodenständige Frau. Durch sie können Sie sich in die Zeit vor Ihrer Geburt zurückversetzen, wohlig und warm umschlossen wie ein Fötus. Die Zeit hat noch nicht begonnen und die Sonne noch keinen Namen – Symbiose, Vergessen, kollektives Unbewußtes.

Fühlen Sie sich nicht willkommen, und wünschen Sie, Sie wären nie geboren? Glauben Sie sich stiefmütterlich behandelt, einer grausamen und eisigen Welt ausgesetzt? Dann rufen Sie Mama Infrarot, die Sie an ihre großen Brüste legt. Mhmmm.

Passen Sie jedoch ein bißchen auf, wenn Sie an ihrem Busen ruhen. Sie können nicht ohne weiteres wieder zum Säugling werden, und in ihrem umrißlosen Dunkel verbirgt sich nicht nur zärtliche Schmuserei. Morbidität und namenloses Entsetzen können Sie überfluten, wenn Sie allzulange unter ihrem Einfluß weilen.

Wenn Sie ihre archaischen Locktöne hören, fühlen Sie, wie sie Ihren Herzschlag dämpfen. Dunkle Erinnerungen an urzeitliche Opfergaben. Big Mama Infrarot wiegt ihre Hüften zum dumpfen Klang der Macumba-Trommeln.

Gelbgrün

Rausch, Munterkeit, Leichtigkeit, Freiheit, Komik, Frechheit, Respektlosigkeit, Kindsein.

Die leichtlebige «Schwester Gelbgrün» ist säuerlich, frisch und frech. Sie schmeckt nach herbem Fruchtsaft. Neon, Jade und ganz frische Birkenzweige geben ihr erst jenen knalligen Farbton, auf den das Auge so empfindlich reagiert. Frühlings-

Das freche Gelbgrün erinnert an den Frühling

farben zwischen Gelb und Grün. Haben Sie je ein Kälbchen auf einer Frühlingswiese gesehen? Dann verstehen Sie, wozu Sie Schwester Gelbgrün bringt. Sie läßt Sie kichern und vor Munterkeit nur so sprudeln. Sie beginnen, Witze zu erzählen und erfinden blödes Zeug.

Miesepeter und graue Mäuse können sie natürlich überhaupt nicht leiden. Ungewöhnlich ist jedoch ihre Weisheit. Schwester Gelbgrün öffnet Ihre latenten medialen Fähigkeiten und macht es Ihnen möglich, die Gedanken anderer Leute zu lesen und verborgene Dinge zu sehen. Wollen Sie Ihre Sinne von den Fesseln der Konvention befreien, dann schicken wir Sie zu dieser Schwester. Willkommen bei der Therapeutin Pippi Gelbgrün-Langstrumpf! Sie wirft das neunmalkluge Joch der kleinbürgerlichen Welt ab und läßt frischen Wind in dunkle Ecken. Sie ist eine ganz flotte Biene, die nicht viel für Tugenden und Pflichten übrig hat. Sie pfeift auf Mutter Violetts fromme Ordensregeln.

Auf Schwester Gelbgrüns leuchtender Wiese und in ihrer reizvollen Nähe kann man das Leben genießen. Doch verbringen Sie nicht all Ihre Freizeit mit ihr. Ihre Spiele rutschen leicht ins Alberne ab, und ihre Späße bekommen dann einen bösartigen Unterton.

Schwester Gelbgrün liebt starke Rhythmen und kann wie ein Teenager in der Disko tanzen.

TÜRKIS
Vorbehalte, Urteilsvermögen, Distanz, Schärfe, Kühle, Reinheit, Nüchternheit, Mäßigkeit.

«Tante Türkis» ist kühl und rein wie die tiefsten Gewässer des Mittelmeeres, frischer als die Wellen des Ozeans und klarer als der Aquamarin.

Gelbgrün stimuliert verborgene mediale Fähigkeiten

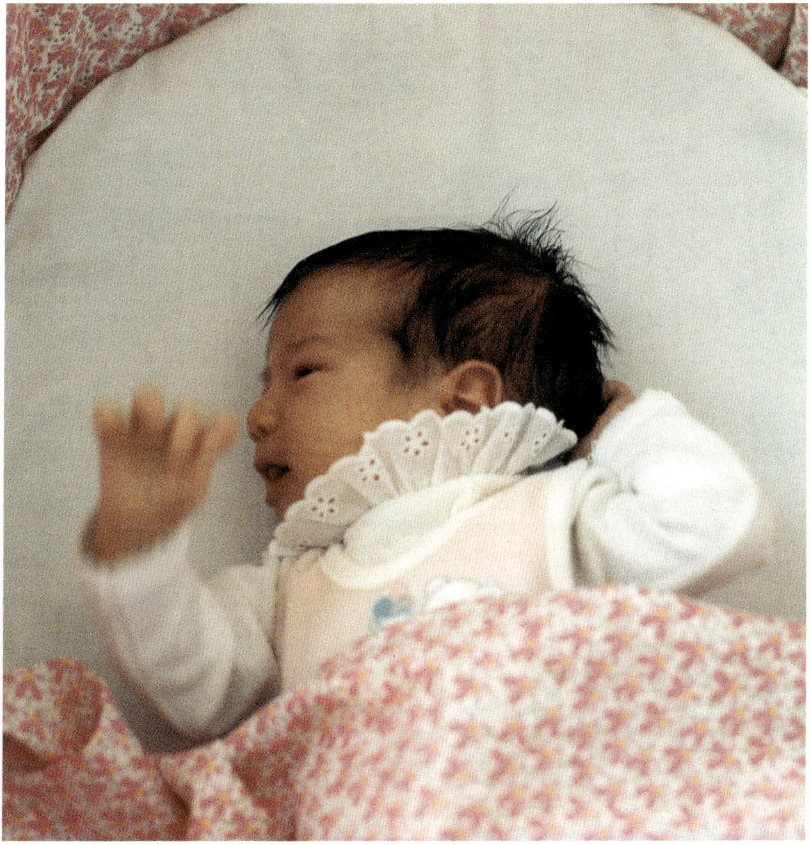

Abb. 1 Viele Säuglinge lernen die Farbtherapie schon in der Wiege kennen: Rosa stimuliert, Hellblau dagegen beruhigt.

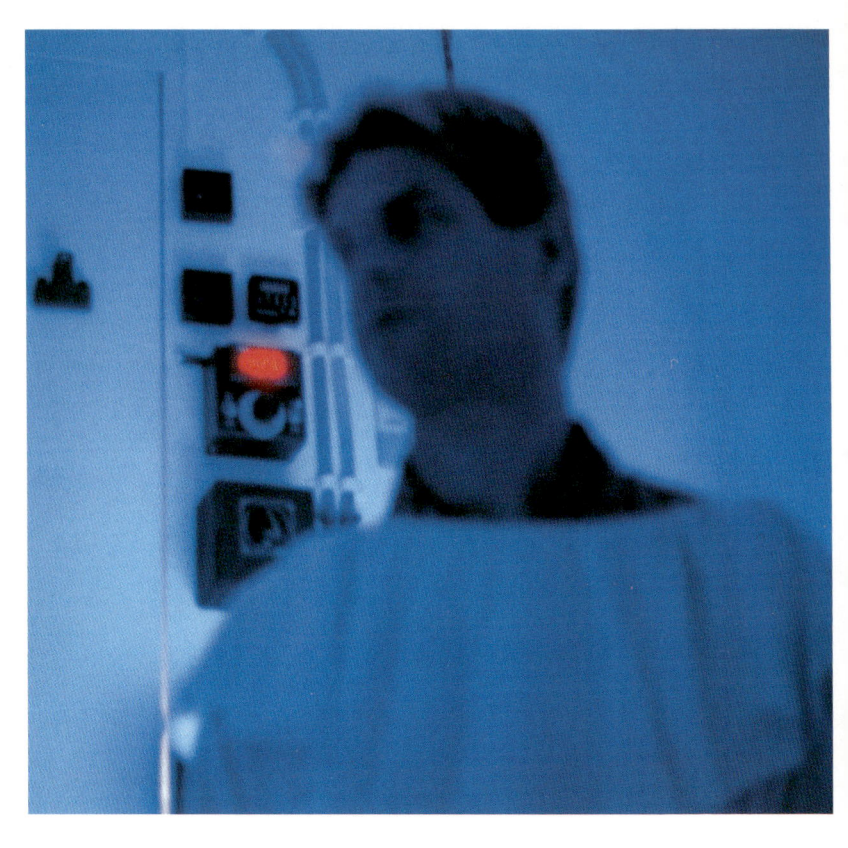

Abb. 2   In modernen Farblaboratorien bestrahlt man Patienten mit monochromem Licht von außerordentlicher Reinheit.

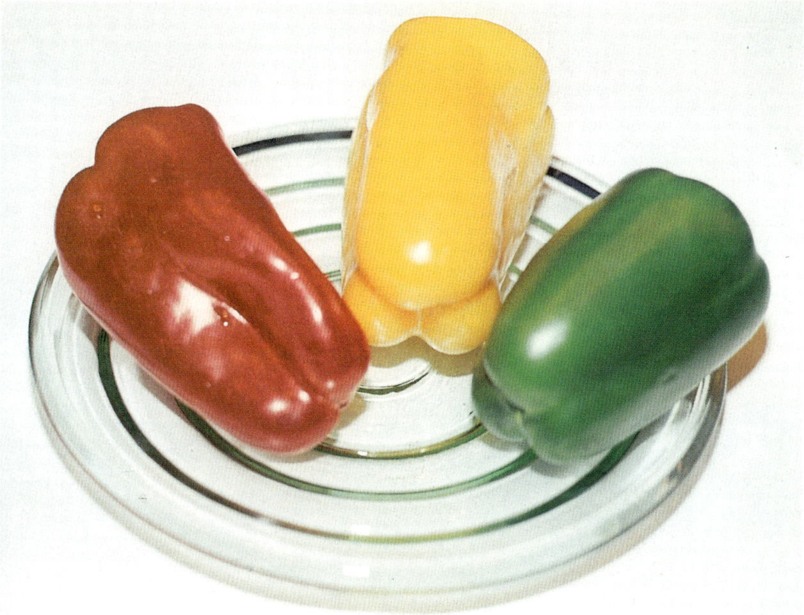

Abb. 3   *Wir nehmen mit der Nahrung täglich zahlreiche Farbpigmente auf, die sowohl unsere Psyche als auch unseren Körper beeinflussen.*

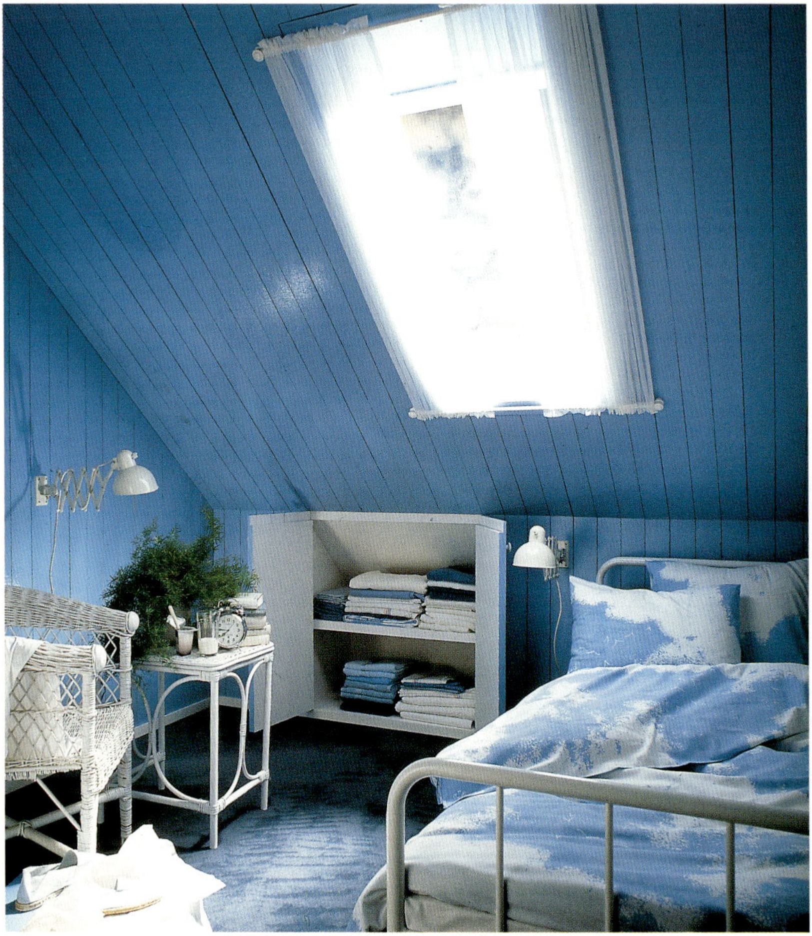

*Abb. 4   Die blauen Farben der Nacht bewirken, daß der Puls sich verlangsamt und
der Muskeltonus nachläßt – ideale Farben also für ein ruhiges Schlafzimmer.*

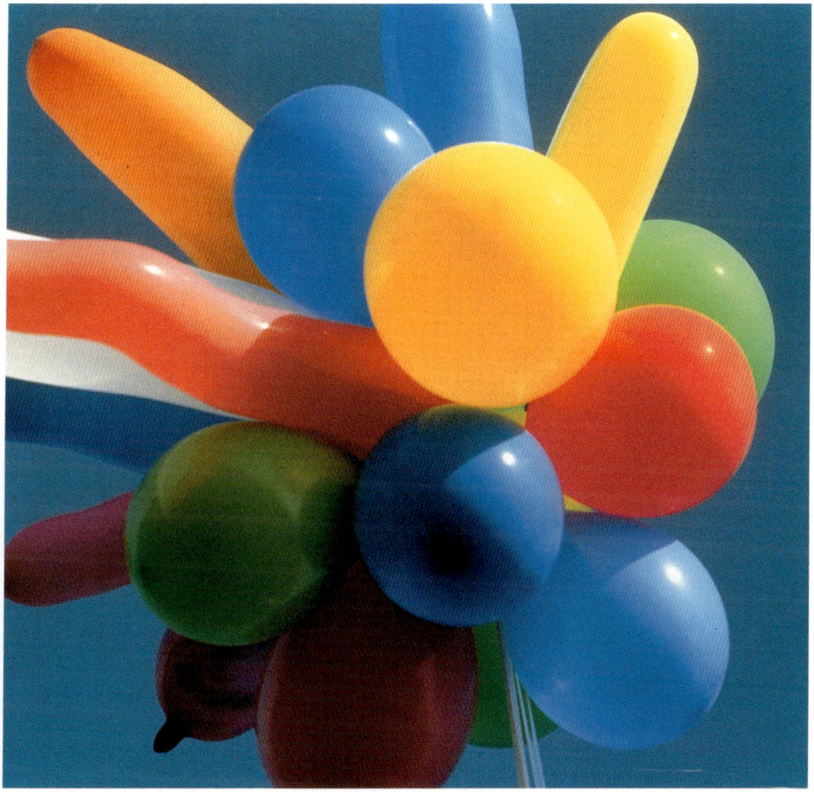

Abb. 5 *Spielsachen in klaren, leuchtenden Farben regen Kinder zu mehr Aufgeschlossenheit und Spontaneität an.*

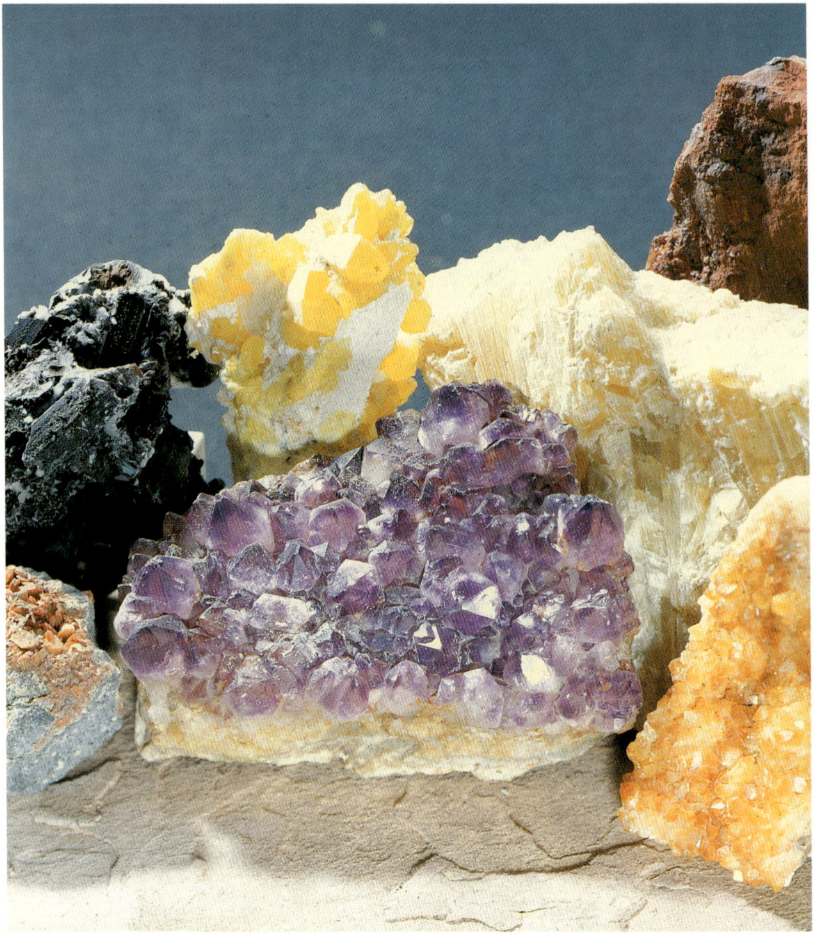

Abb. 6   Schon in der Antike waren farbige Edelsteine und Kristalle geschätzte therapeutische Hilfsmittel.

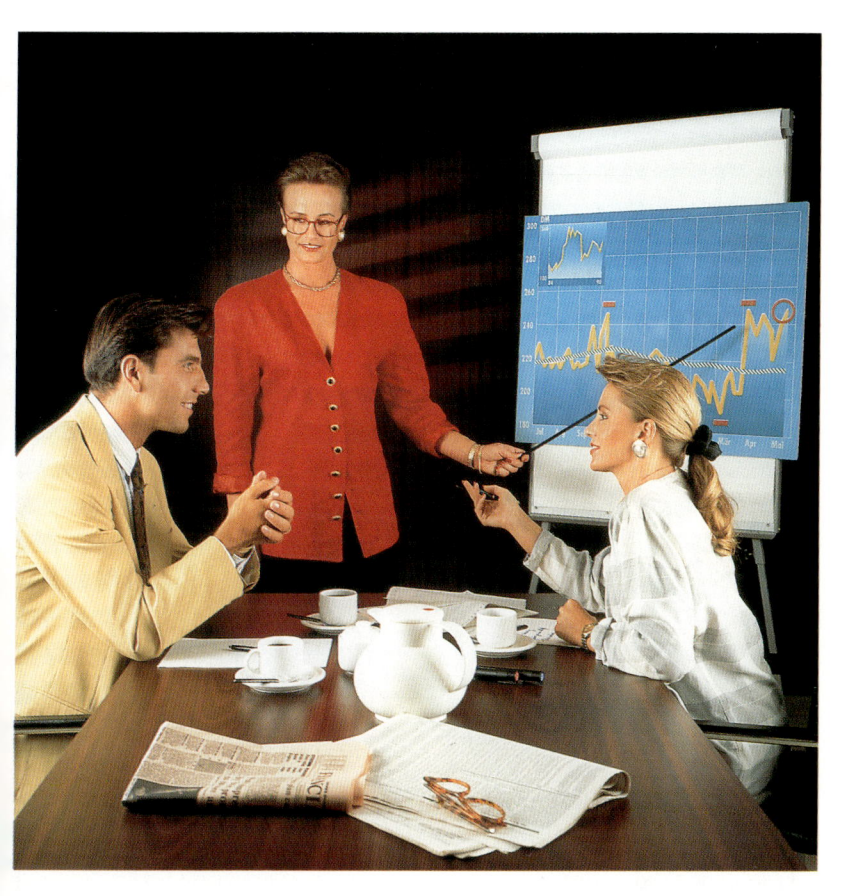

Abb. 7 *Menschen, die leuchtend rote Kleidung tragen, verfügen über eine gesteigerte Muskelaktivität und strahlen Energie und Entschlossenheit aus.*

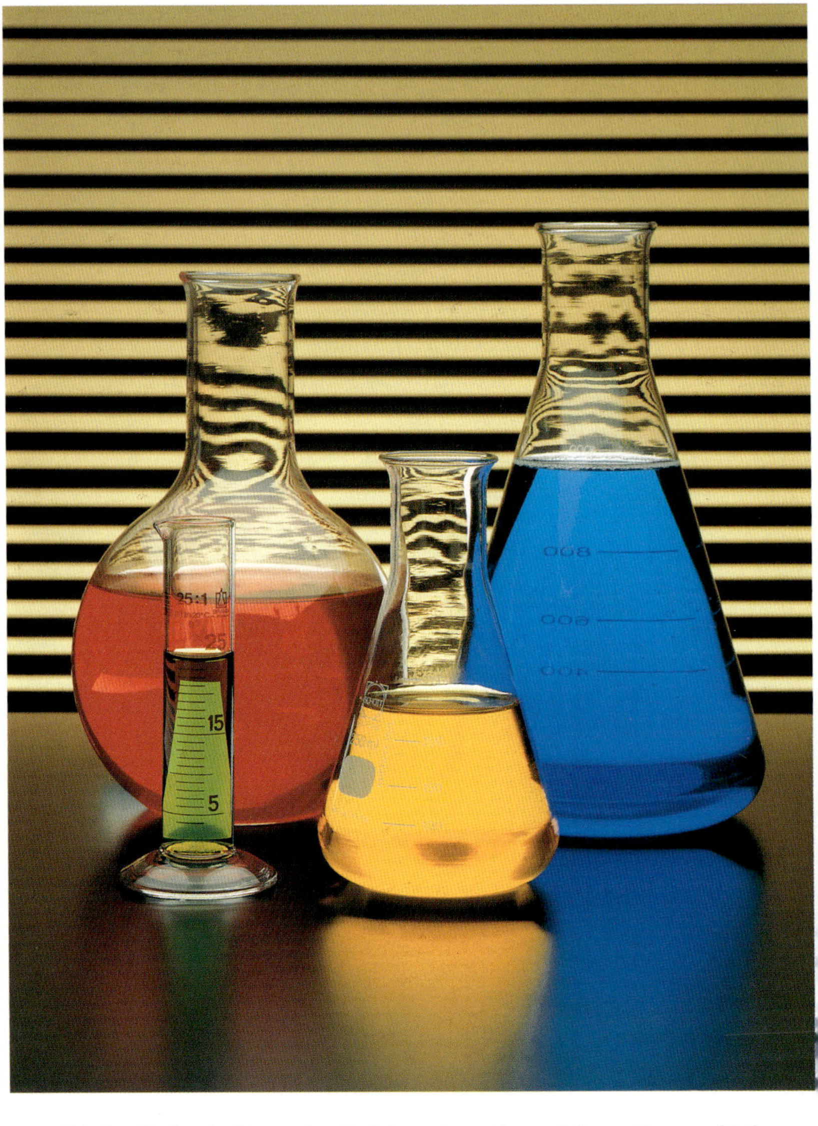

*Abb. 8   In den Anfängen der Farbtherapie trank man Wasser, das verschieden
gefärbt oder in bunten Gefäßen aufbewahrt wurde.*

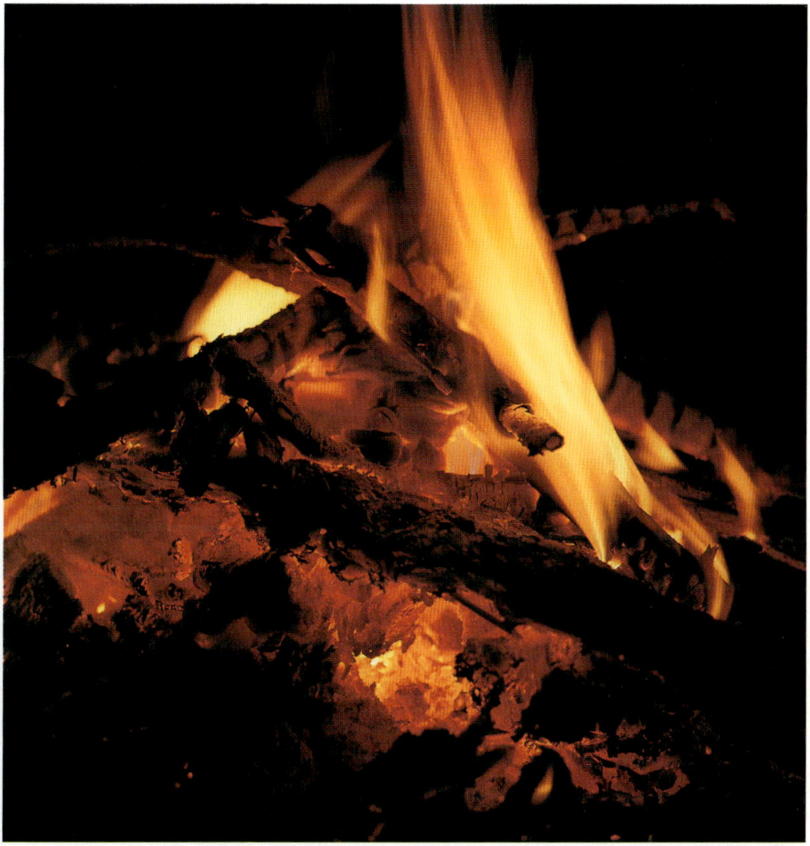

Abb. 9 Das leuchtende Gold lebendigen Feuers hat die Menschen von jeher fasziniert und ihnen ein Gefühl der Sicherheit vermittelt.

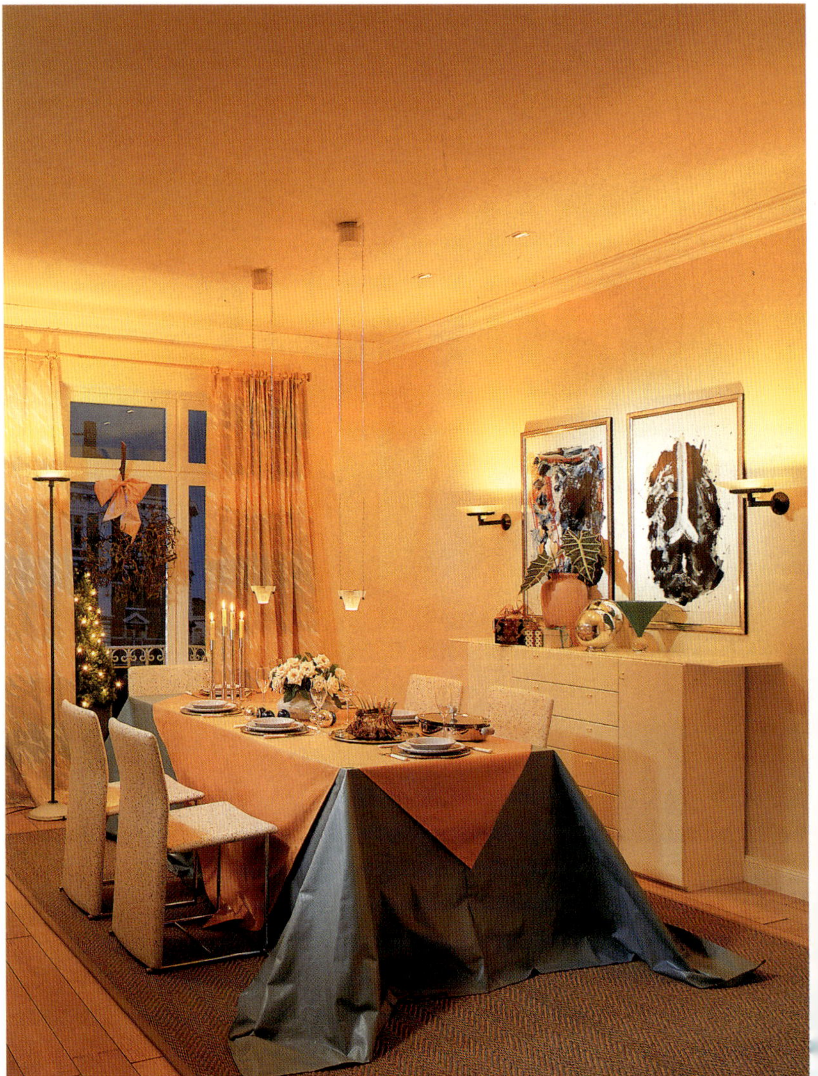

Abb. 10   Decken Sie den Tisch zu einem guten Essen mit Orange! Sie werden mehr Appetit haben und die Mahlzeit besser vertragen.

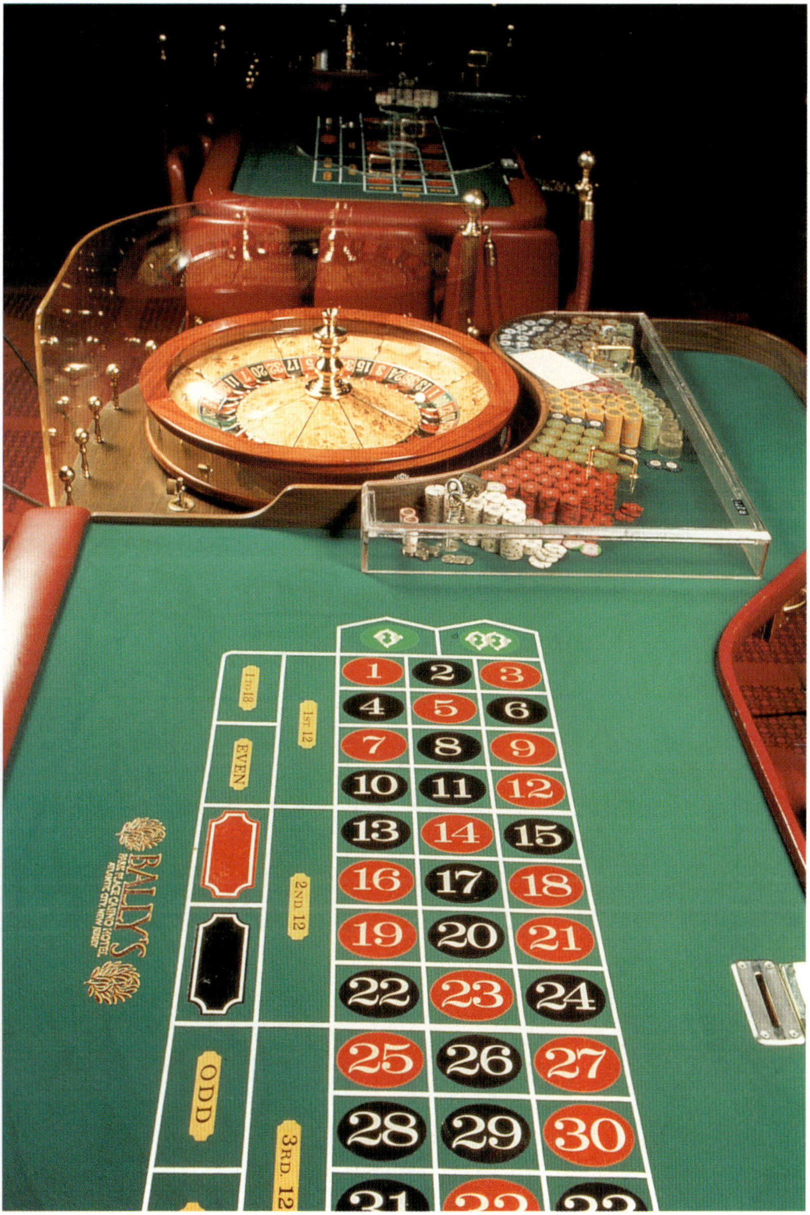

Abb. 11   Grüne Spieltische und Arbeitsflächen beruhigen die Augen und erhöhen die Konzentration.

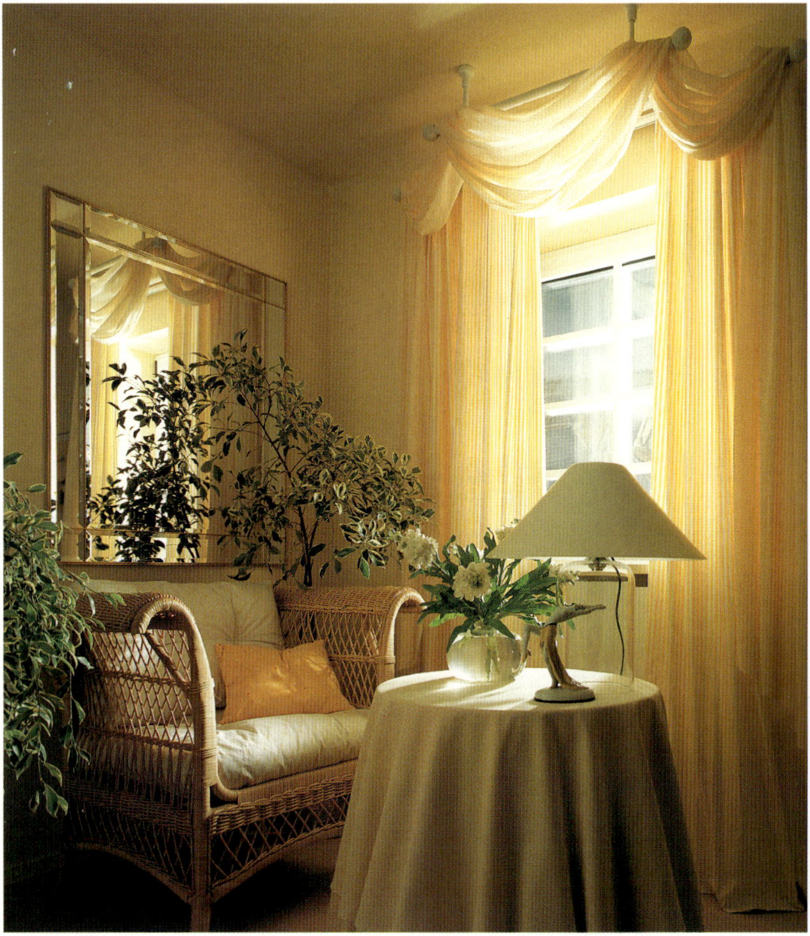

Abb. 12   Ein Zimmer mit viel Gelb wirkt sonnig und regt zu kreativen Gedanken an.

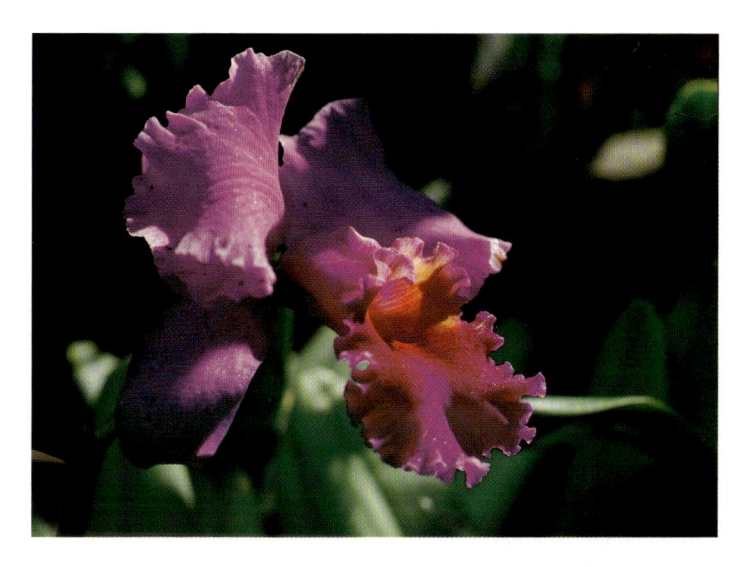

Abb. 13 Viele Insekten werden nicht durch den Duft sondern durch die leuchtenden Farben der Blüten angelockt.

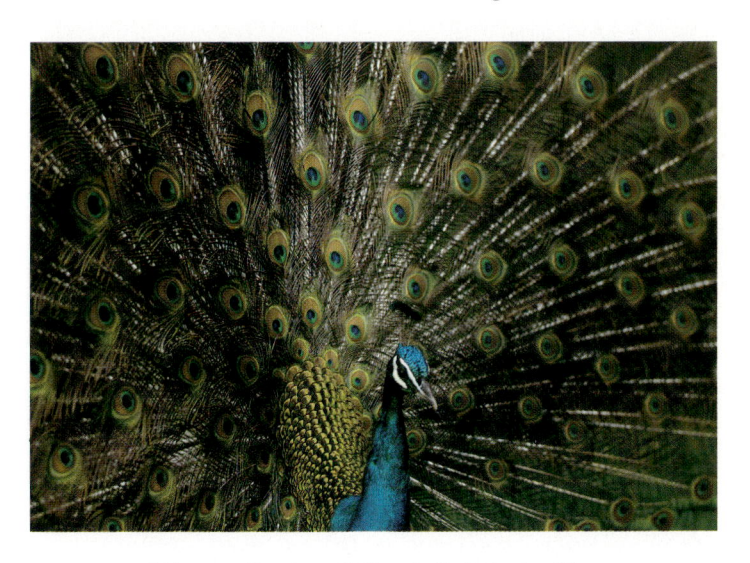

Abb. 14 Das buntschillernde Gefieder des Pfaus ist eines der bekanntesten Beispiele für monochrome Farbenpracht in der Natur.

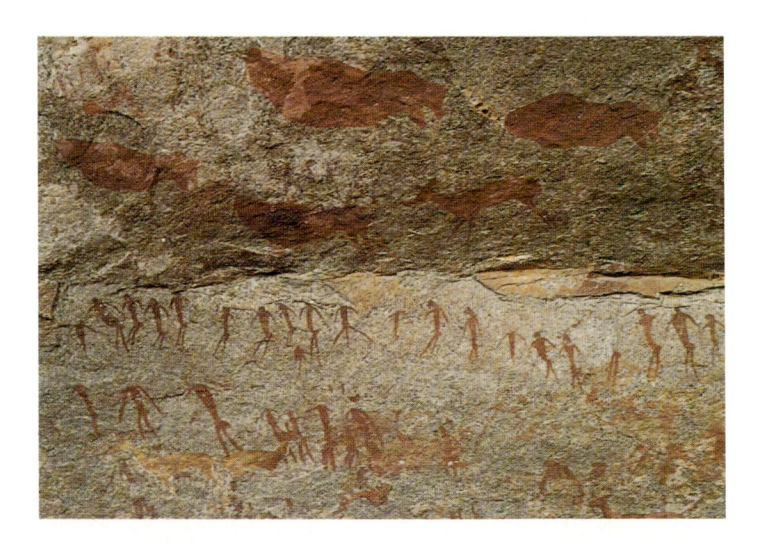

Abb. 15 Die Magie der Farben begegnet uns in den altsteinzeitlichen Felsbildern der Höhlen von Altamira und Lascaux.

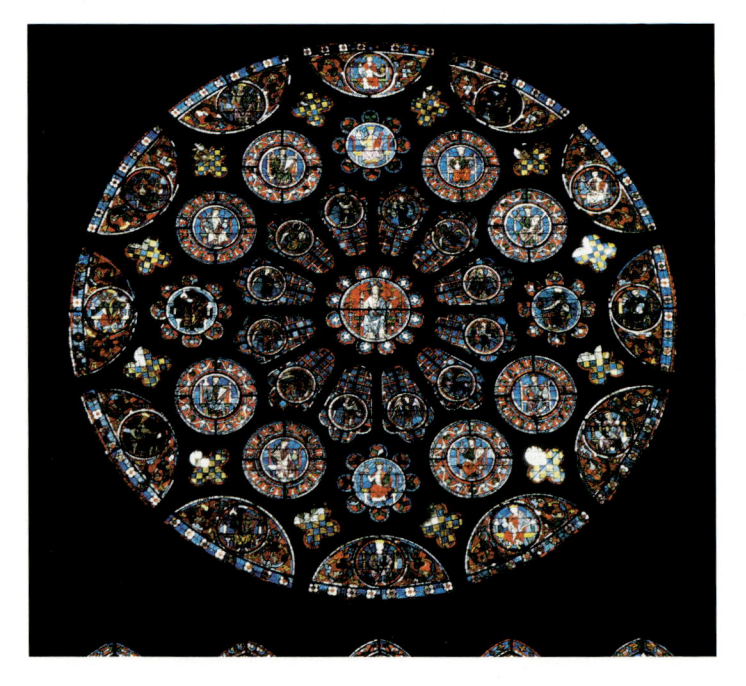

Abb. 16 Die großen Fensterrosetten der gotischen Kathedralen wirken wie heilkräftige Mandalas aus Farblicht.

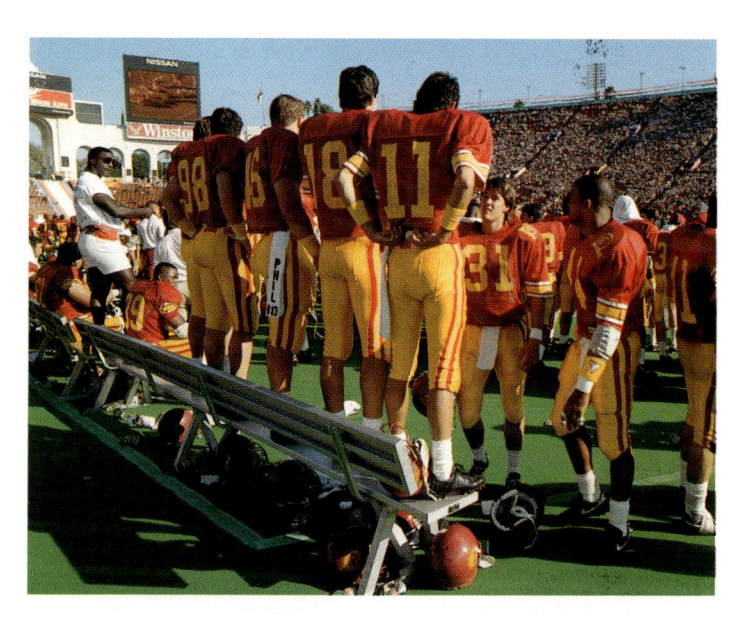

Abb. 17   Die Farben von Uniformen oder Sporttrikots stiften Zusammengehörigkeitsgefühl und stärken den Mannschaftsgeist.

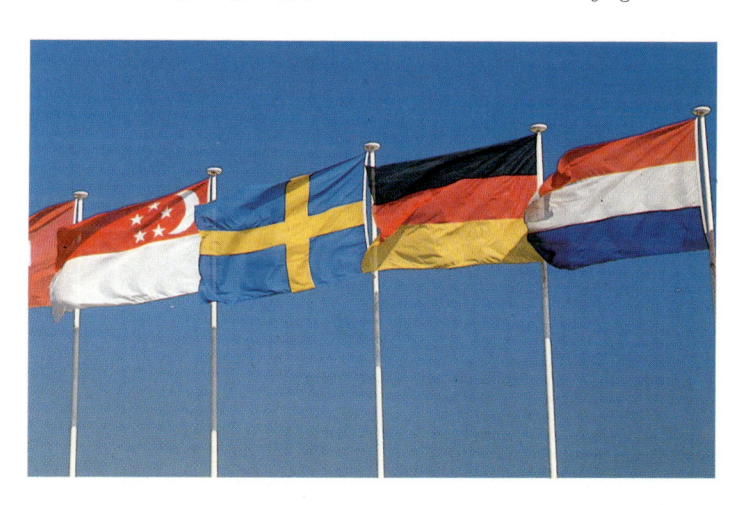

Abb. 18   Vorläufer der modernen Länderflaggen sind die mittelalterlichen Turnierfarben.

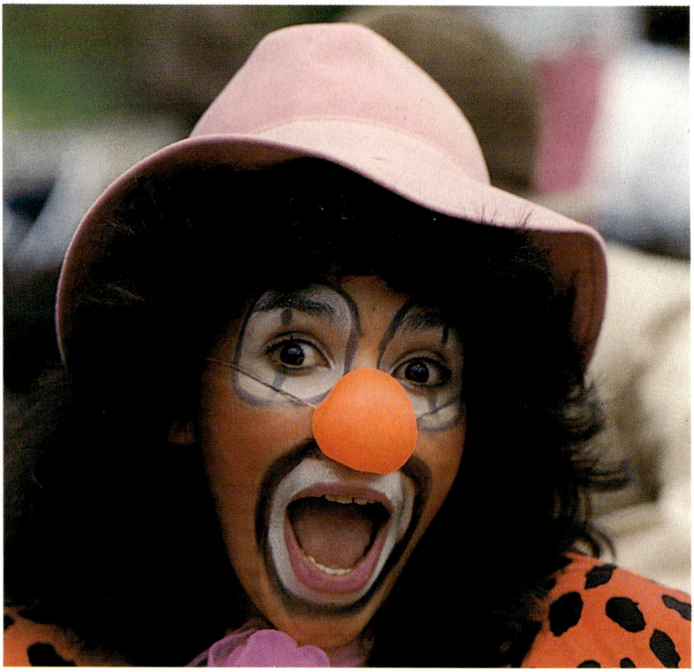

Abb. 19   Schminkfarben sind nicht nur auf der Bühne ein wichtiges Requisit. Wir können uns hinter ihnen verbergen, mit ihnen Aufsehen erregen oder in andere Rollen schlüpfen.

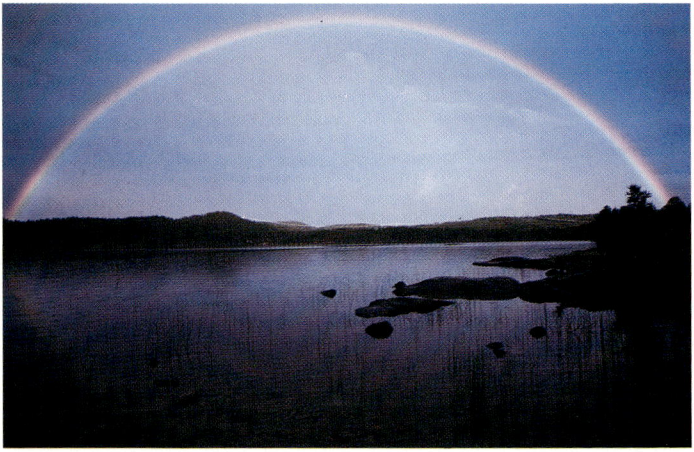

Abb. 20   Im Regenbogen, der durch Brechung und Reflexion der Sonnenstrahlen in den Wassertropfen entsteht, leuchten alle Spektralfarben.

Sauberkeit ist Tante Türkis sehr wichtig. Sollte sie auch einen etwas prüden Eindruck machen und ein wenig nordisch kühl wirken, so war sie tatsächlich mit einem türkischen Juwelier verheiratet – deshalb auch der Name. Heute leistet sie sich jedoch kaum noch romantische Eskapaden. Mit zunehmendem Alter wahrt sie einen gesunden Abstand zum oft törichten Karussell menschlicher Leidenschaften. Gefaßt und mit scharfem Blick vermag sie Blau von Grün exakt zu unterscheiden, und bei Konflikten enthält sie sich des Kommentars. Behalten Sie Ihren klaren Kopf, rät uns Tante Türkis. Wahren Sie Ihren Standpunkt, und beginnen Sie vor allem nichts Unüberlegtes. Cool bleiben, Baby.

Das kühle, frische Türkis appelliert an die Vernunft

Ihre Gegenspielerin ist Madame Orange. Die Tante zählt bekanntlich nicht zu den Lebenslustigsten, und sie hat Madame Oranges Ausschweifungen nie geschätzt. Tante Türkis ist eine reservierte und scharfsinnige Frau mit einer sehr unabhängigen Meinung. Details entgehen ihr nicht. Wollen Sie Urteilsvermögen und nüchterne Sachlichkeit lernen, besuchen Sie sie. Ein kurzer Sprung ins eisige Wasser läßt Ihre erhitzten Gefühle und Ihre destruktiven Leidenschaften rasch abkühlen.

Sehen Sie nur zu, daß Sie bei all dieser Korrektheit nicht erstarren. Sie könnten sich in einen Pedanten von eiskalter Menschenverachtung verwandeln.

Tante Türkis hat musikalische Talente. Hier und dort klirren Kristalle, aber trotz ihrer Steifheit ist sie eine hervorragende Eistänzerin.

Ultraviolett

Sehnsucht, Phantasie, Zukunft, Universalität, Intensität, Unwirklichkeit, das Ätherische und Paradoxe.

Das unwirkliche Ultraviolett ist voller Zukunftsmusik

«Mister Ultraviolett» schwebt unsichtbar davon, getragen von seinem frostigen Mantel aus unwirklichem Blau und Weiß. Verborgen in seinem hochschwingenden Licht läßt er uns den Mondschein über schneebedeckten Bergen erahnen. Ein bestechendes Gefühl von Erhabenheit und Klarheit und gleichzeitig der Eindruck von Unwirklichem. Mister Ultraviolett verbreitet den abenteuerlichen Hauch von Science-fiction. Uralt und farblos wie die höchsten Gipfel des Himalaya, trotzdem aber geladen mit weißglühendem Raketentreibstoff. Der Countdown läuft.

Erzählen Sie ihm von Ihren heimlichen UFO-Träumen, von Ihren Phantasiereisen in ferne Galaxien mit Geschwindigkeiten schneller als das Licht. Haben Sie manchmal diese unerklärliche Idee, daß irgendwo auf anderen Planeten Ihre außerirdischen Geschwister leben? Fühlen Sie Ihre Sehnsucht? Mister Ultraviolett ist Weltraumkommandant und kann Sie die Quantensprünge der Seele lehren. An seiner Seite werden Sie das Universum erforschen.

Schnell noch eine Warnung: Vergessen Sie nicht, beim Umgang mit Mister Ultraviolett den Sicherheitsgurt anzulegen, und reisen Sie nicht auf der allerhöchsten Geschwindigkeitsstufe. Viele sind bei einem ähnlichen Trip völlig ausgerastet und zugrundegegangen.

Als Farbmusiker ist Mister Ultraviolett ein futuristischer Typ mit deutlicher Neigung zu elektronischen Effekten. Sein Sound ist voller Echoklänge. Am liebsten tanzt er nach Rockmusik.

Sie haben nun die wichtigsten sichtbaren und unsichtbaren Mitglieder der Licht- und Farbfamilie kennengelernt. Man sollte sie genau studieren, denn sie begleiten uns durchs ganze Leben. Täglich beeinflussen sie uns, auch wenn wir nicht auf sie achten. Vielleicht vermissen Sie in dieser bunten Gesellschaft Farben wie Beige, Braun, Grau, Schwarz, Weiß, Rosa, Oliv oder Purpur. Diese Farben sind auf verschiedenste Art gebrochen und gehören deshalb nicht zu den ursprünglichen Regenbogen- oder Spektralfarben.

Bei den Farbporträts erlaubte ich mir bestimmte Freiheiten. Erstens übertrieb ich bei der Charakterisierung, um einen besseren Eindruck zu vermitteln, wie stark Farbeffekte tatsächlich wirken. Zweitens habe ich der Deutlichkeit halber nur die sogenannten Maximalfarben beschrieben. Es sind Farben in ihrer konzentriertesten Form. Nehmen wir als Beispiel das Dreigespann Rosa – Rot – Braun. Rot ist hier die Maximalfarbe, während das Rosa durch Einmischen von Weiß und das Braun durch einen Schuß Schwarz entstanden sind. Das bedeutet, daß man für jede Farbe der obigen Serie mindestens drei Basisfarbtöne wählen kann. Hierdurch würde sich unser Repertoire auf 29 Grundtöne (nicht 33 Töne, denn Infrarot und Ultraviolett können nicht gebrochen werden) erweitern.

Folgende Faustregel gilt. Eine Verdünnung mit Weiß (oder Licht) ergibt eine pastellfarbene Variante der Ursprungsfarbe. Psychologisch gesehen wird dies im allgemeinen als Zartheit erlebt. Auf der Persönlichkeitsebene ist es ein Zeichen von Jugend, Leichtigkeit und Verletzbarkeit. Mit dem Zusatz von Schwarz (oder mit dunklen Filtern) erhält man eine Schattentönung. Gefühlsmäßig

Farben werden durch Aufhellung oder Schattierung modifiziert

bedeutet dies, daß die schweren Eigenschaften von Schwarz die Grundfarbe dämpfen. Generell kann man sagen, daß dunkle Töne mit Alter assoziiert werden, mit Schwermut und Konzentriertheit. Jeder Farbe kann man also eine helle oder dunkle Maske aufsetzen. So sehen wir das Rot einmal als romantischen Jüngling, ein andermal als harten, verschlagenen General.

Die heilenden Superfarben
der Zukunft

*I*nzwischen haben wir einiges über die besonderen Eigenschaften der verschiedenen Farben erfahren. Künstler und Farbtherapeuten arbeiten schon seit langem erfolgreich mit den verborgenen Kräften der Farben. Aber wie ich bereits erklärt habe, stehen auf der anderen Seite Wissenschaftler, Ärzte und Pädagogen der Farbtherapie bislang recht skeptisch gegenüber. Sie sind nicht von der Macht der Farben überzeugt.

Schauen wir uns die Kritik der Wissenschaftler einmal genauer an: Warum wird die Farbbehandlung bei seelischen und körperlichen Erkrankungen von ihnen nicht als zuverlässig wirksam angesehen? Wenn Licht und Farben so phantastische Heilmittel sind, warum benutzt man sie nicht in der normalen Krankenpflege? Ich denke, daß es dafür zwei Erklärungen gibt.

Wissenschaftler lehnen die herkömmliche Farbtherapie meist ab

Erstens wurde die Farbtherapie genau wie beispielsweise die Kräutermedizin lange Zeit einfach vergessen und vernachlässigt. Niels Finsen erhielt zwar 1903 sogar den Nobelpreis für seine Licht- und Farbforschungen; heute ist sein Werk jedoch verhältnismäßig unbekannt – anders als beispielsweise die Forschungen von Pasteur oder Fleming.

Zweitens hatte sich die traditionelle Farbtherapie offenbar als zu ungenau und zu wenig wirkungsvoll erwiesen. Mit Hilfe der Farbbehandlung erreichte man zwar eine schnelle, jedoch nur temporäre Linderung der Beschwerden. Tiefgreifendere Heilungsprozesse, etwa bei psychischen Störungen, konnten diese Methoden scheinbar nicht bewirken. Dasselbe Problem zeigte sich bei der Bestrahlung von einzelnen Körperpartien: Binnen weniger Minuten wurden zum Beispiel Puls und Atmung beeinflußt, auch die seelische Verfassung veränderte sich dementsprechend. Schmerzen nahmen ab, Wohlgefühl breitete sich aus, doch der Patient konnte sich ja nicht ständig unter dem farbigen Licht aufhalten. Sobald die Behandlung beendet war, schwächten sich die positiven Effekte ab. Dies ist der Grund, warum Patienten mit Winterdepressionen fast täglich ihre Lichtdosis im Krankenhaus erneuern müssen.

Monochrome Farben wirken gezielt

Farbeffekte müssen im Körper auch gespeichert werden können

Für den Erfolg der Farbtherapie ist es also von entscheidender Bedeutung, Farbeffekte so zu fixieren, daß der Körper sie nicht nur absorbieren, sondern auch speichern kann. Die klassischen Behandlungsmethoden müssen deshalb als überholt gelten.

Als beispielsweise der Mediziner Dr. Goldstein in den vierziger Jahren feststellte, daß Grün auf Epileptiker beruhigend wirkt, unterlief ihm ein schwerwiegender Fehler: Er hatte nicht darauf geachtet, das von ihm verwendete Grün genauer zu definieren. Wir wissen, daß man Grün durch eine Mischung von Gelb und Blau erhält. Grün ist sozusagen ein Mittelwert gelber und blauer Farbnuancen.

Das Auge führt uns also bei der optischen Wahrnehmung strenggenommen immer irre, denn es präsentiert uns eine Synthese von Eindrücken. Perspektivische Illusionen in Form von in der Ferne schmaler werdenden Straßen oder «bewegliche» Filmbilder sind dafür ebenfalls ein Beispiel.

Das Ohr nimmt hingegen viel genauer wahr und arbeitet analytisch. Kein Musiker würde es akzeptieren, die Note D durch ein gleichzeitig intoniertes C und E zu ersetzen. Beim Auge ist dies jedoch der Fall, wenn es das aus Blau und Gelb zusammengesetzte Grün erkennt.

Ebenso ist Violett eine Mischung aus Rot und Blau, Orange eigentlich eine Mischung aus Rot und Gelb. Oder Türkis eine Mischung aus Blau und Grün, wobei Grün selbst schon auf einer Mischung beruht. Wir sehen also, daß die meisten Farben eigentlich vollkommen unspezifisch sind. Der Einsatz dieser Farben wäre mit dem Spiel auf einem ungestimmten Musikinstrument vergleichbar, und es würde zu Dissonanzen und Ungenauigkeiten führen. Aus diesem Grund ist die traditionelle Farbtherapie auch unwissenschaftlich oder dem Zufall unterworfen.

Die traditionelle Farbtherapie war dem Zufall unterworfen

Es existiert eine Vielzahl von Farben, die das Auge als Grün auffaßt. Bei einer Spektralanalyse zeigt sich jedoch, daß diese Farben aus völlig unterschiedlichen Grundtönen zusammengesetzt sind. Dieses Phänomen verschiedener Farbreize, die eine einzige Farbempfindung auslösen, nennt man Metamerie oder bedingte Farbgleichheit. Absolute Farbgleichheit kann aber nur dann erreicht werden, wenn die Farbe aus einer einzigen, gut definierten Nuance eines recht schmalen Wellenbereiches besteht. Diese Farben werden als monochrom oder als absolut einfarbig bezeichnet.

Erst die wissenschaftliche Farbtherapie hat heute eine Chance

Indem wir nun bei der Farbtherapie den «Input» exakt definieren, sind wir in der Lage, auch den «Output» oder das Ergebnis genau zu berechnen. Mit Hilfe reiner oder monochromer Farben ist es demnach möglich, mit großer Genauigkeit zu arbeiten. Damit vermag auch die Farbtherapie den von der Wissenschaft gestellten Anforderungen gerecht zu werden.

Absolut reine Farben findet man auch in der Natur

Mit der Lasertechnik kann man Lichtfarben von sehr hoher Reinheit erzeugen – eine Art Superfarben von großer Intensität. Allerdings brauchen wir nicht ins Labor zu gehen, um perfekte reine Farben zu finden. Es gibt zahlreiche Beispiele dafür, daß monochrome Farben auch auf natürliche Weise hervorgebracht werden. Das bekannteste Beispiel ist der Regenbogen, der eine Reihe reiner und unvermischter Farben zeigt. Eine ähnliche Farbenpracht kann man bei einer Seifenblase oder bei einem Ölfilm auf nasser Straße beobachten. Wie schon erwähnt, entstehen reine Regenbogenfarben, wenn weißes Licht durch Kristalle und Prismen fällt.

Der Regenbogen ist das bekannteste monochrome Farbspiel in der Natur

Aber auch Tiere können in solchen Superfarben einherstolzieren. Wer wurde nicht schon einmal von der phantastischen Farbenpracht tropischer Fische oder Schmetterlinge bezaubert, hat metallisch schimmernde Käfer oder Fliegen beobachtet oder die grünschillernden Federn am Kopf eines Erpels bewundert? Nicht zu vergessen ist der Anblick eines Pfaus, der sein Rad schlägt.

Die monochromen Farbspiele in der Natur werden nicht wie gängige Farben durch irgendwelche Farbpigmente geschaffen. Der Regenbogen besteht also nicht aus Farbpulver, das in der Luft schwebt, und die Seifenlauge ist genauso farblos wie die buntschillernde Seifenblase. Und wenn wir eine knallgrüne Entenfeder unter dem Mikroskop betrachten, stellt sich heraus, daß sie in Wahrheit silberweiß ist! Die grüne Farbe entsteht, wenn Licht in kleinen Wassertropfen gebrochen wird. Die grünen, metallisch schillernden Flügel des Käfers sind mit Millionen von Mikrofacetten bedeckt, die systematisch auf bestimmte Lichtwellenlängen wirken, und in der dünnen Schicht der Seifenblase wird das Licht zweimal reflektiert.

Monochrome Farbspiele entstehen durch Lichtbrechung

Monochrome Farben besitzen einen wahrhaft ätherischen Charakter. Sie sind der eigentliche Wechselgesang des Lichtes, und man kann sie nicht ohne weiteres mit dem Pinsel auf die Leinwand bannen. Deshalb vergötterten die Menschen der Antike diese perfekten Farben: Der Skarabäus galt in Ägypten als Ewigkeitssymbol, und in Persien saß der Herrscher auf dem Pfauenthron.

Die Farben der Zukunft existieren schon

Die Perfektion einer Farbe bemißt sich nicht nur aufgrund der unmittelbaren optischen Wahrnehmung. Die Suche des Menschen nach dem inneren Idealmaß ist uralt. In der antiken Geometrie entdeckte man den Goldenen Schnitt als Richtlinie für die perfekte Harmonie der Proportionen. In der Musik gibt es eine Anzahl reiner Intervalle, die überall als angenehm empfunden werden. Sie beruhen auf einer Art von psycho-mathematischem Gesetz. Wird die Klangharmonie gestört, korrigiert die Psyche die schlimmsten Mißtöne unbewußt, und man summt befriedigt seine Lieblingsmelodie, auch wenn der Ton etwas danebenliegt.

Viel Energie wird jedoch verbraucht, wenn unablässig Disharmonien überbrückt werden müssen. Auf Dauer wirkt diese Anstrengung irritierend und ermüdend. Farbverunreinigungen sind deshalb genauso schlimm wie Luftverschmutzungen – vor allem da wir heutzutage in unserer von Konsum geprägten Welt täglich mit intensiven Farben überflutet werden. Keine Generation zuvor ist einer solch massiven Farbstimulation ausgesetzt gewesen. Nicht zuletzt deshalb ist es wichtig zu wissen, wie Farben und Licht uns tatsächlich beeinflussen.

Meine Behauptung, Superfarben könnten nicht als Malerfarben hergestellt werden, ist nicht ganz korrekt. Die Kosmetikindustrie bietet eine tolle moderne Wimperntusche an: Die Farbe wird aus winzigen Kristallen eines weißen Pulvers und reinem, farblosem Öl hergestellt. Die einzelnen Zutaten sind also farblos, in dem Moment aber, in dem sie sich mischen, entsteht jenes intensive Ultramarin – ein Beispiel dafür, wie man den Regenbogen vom Himmel holen kann. Und überall auf der Welt arbeiten Forscher in Farblabors an ähnlichen Projekten.

Wahrscheinlich können wir in fünf bis zehn Jahren Produkte in verschiedenen monochromen Farben kaufen, und diese Zukunftsfarben werden viel kräftiger und intensiver als die heutigen sein. Nicht nur Mode, Malerei und Werbung erleben damit eine Revolution ähnlich der nach Perkins'

Farbverunreinigungen sind genauso schlimm wie Luftverschmutzung

Monochrome Farben werden zunehmend unseren Alltag prägen

Entdeckung von Purpur als billiger Kunststofffarbe im Jahr 1856. Auch unsere ästhetischen Maßstäbe werden dann nicht mehr die alten sein, und selbst unser Gefühlsleben steht vor einer enormen Veränderung. Dies mag vielleicht wie eine dramatische Übertreibung klingen – ich behaupte jedoch, daß der Übergang von normalen zu monochromen Farben einschneidende Konsequenzen nach sich ziehen wird.

Russische Lichtexperimente mit Laser

In den achtziger Jahren wurden in der ehemaligen Sowjetunion einige äußerst interessante Lichtexperimente durchgeführt. In den Labors für Laserbiologie bei Moskau untersuchte man vor allem, wie verschiedene Zellgewebe auf monochromes Licht reagieren. Dazu analysierte man die photochemischen Effekte bei der Farbbestrahlung von menschlicher Netzhaut, Haut, Leberzellen, Narbengewebe und Blutplasma. Aber auch Bazillen, Pilze und Krebszellen sowie Präparate von Larven, Mäusen, Hamstern und anderen Tieren wurden in die Experimente einbezogen, und die Ergebnisse waren wahrhaft erstaunlich.

Als Lichtstrahler wurden entweder Laser mit verschiedenen Wellenlängen oder Halogenlampen mit unterschiedlichen Filtern verwendet. Das Laserlicht hat einige besondere Eigenschaften. Es ist kohärent (oder phasenrein), sehr monochrom und polarisiert. Die russischen Forscher machten jedoch recht bald die äußerst wichtige Entdeckung, daß es allein darauf ankommt, monochromes Licht zu verwenden, wie immer es auch erzeugt werden mag. Solange sich die Lichtfarbe

Nur monochromes Farblicht wirkt nachhaltig auf das Zellgewebe

innerhalb einer Bandbreite von zehn bis zwanzig Nanometern befand, konnte kein qualitativer Unterschied zwischen Laserlicht und filtriertem Licht ausgemacht werden. Die photobiologischen Wirkungen waren identisch. Eine erfreuliche Tatsache, wenn man bedenkt, daß die Herstellung von großen Mengen Laserlicht enorm teuer ist.

Die Reihenfolge bei der Farblichtbestrahlung ist entscheidend

Fast jeder Organismus reagiert empfindlich darauf, in welcher Reihenfolge er mit Lichtfarben behandelt wird. Beginnt eine Therapie zum Beispiel mit Infrarot und wird sie dann mit sichtbarem Rot fortgesetzt, zeigt das Infrarot danach keinerlei Wirkung mehr. Man fand auch heraus, daß rotes monochromes Licht vor schädlichen, krebserregenden Gamma- und ultravioletten Strahlen schützt. Es ist jedoch darauf zu achten, daß zuerst immer mit dem roten Farblicht bestrahlt wird.

Fast alle Krebsarten reagieren ähnlich auf Farblicht. Die wichtigsten Lichtwerte betragen ungefähr 400 bis 500 Nanometer (nm), 570 nm, 620 nm und 830 nm. Eine optimale Lichtdosis liegt allgemein bei 10 bis 1000 W/m^2, was einer normalen Schreibtischbeleuchtung entspricht und damit eigentlich erstaunlich niedrig ist. Die optimale Dauer einer Stimulation von Zellgeweben variiert zwischen zehn und einhundert Sekunden pro Farbdosis. Dann sollte eine Pause von fünf bis zehn Sekunden eingelegt werden, bevor man mit der nächsten Bestrahlung beginnt.

Bei genauerer Prüfung erkennt man verschiedene grundlegende Reaktionsmuster auf die Farblichtbestrahlung. Kurzfristige Reaktionen zeigen sich sofort nach der Bestrahlung innerhalb von Sekunden oder Minuten. Langfristige Reaktionen treten erst drei bis sechs Stunden nach dem Ende der Behandlung mit Farblicht auf. Eine Farbbestrahlung von Zellgewebe bedeutet rein technisch, daß eine Lichtmenge (Photonen) in das Plasma eindringt und sofort von den Photorezeptoren aufgenommen wird. Das ist der Startschuß für weitere Kettenreaktionen im Zellstoffwechsel. Da das Farblicht nur als Auslöser wirkt, ist tatsächlich keine besonders hohe Lichtenergie erforderlich.

Die Lichtrezeptoren in der Zelle sind vorwiegend die auch für die Zellatmung und Energieversorgung zuständigen Zytochrome und Mitochondrien. Indem diese Teile aktiviert werden, ändert sich das ganze Zellgleichgewicht, und verschiedene Reaktionen werden in Gang gesetzt: Die erhöhte Aktivität der Mitochondrien wirkt auf die Durchlässigkeit der Zellmembran und auf das elektrische Potential, welches dann die Elektrosignale des Organismus beeinflußt. Der Säurespiegel der Zellflüssigkeit verändert sich, und der pH-Wert steigt. Dies wird vom Zellkern, der die Nukleinsäuren DNA und RNA enthält, registriert. Die Säureproduktion steigt, und die Zelle bereitet sich auf eine Teilung vor.

Dieser Vorgang bedeutet konkret, daß die Zelle ihre Sauerstoffverbrennung, ihren Energieumsatz und ihre Enzymaktivität erhöht und sich durch Teilung von DNS und RNS vermehrt. Letzteres ist von entscheidender Bedeutung, denn jede höhere Lebensform benutzt die beiden Nukleinsäuren zur genetischen Informationsspeicherung. Teile der genetischen Zellprogrammierung können also durch Bestrahlung mit monochromem Farblicht beeinflußt werden.

Genetische Informationen können mit Farblicht beeinflußt werden

Langfristige Effekte entstehen, wenn neue Proteinmoleküle nach einer Farbbestrahlung produziert werden. Zum Beispiel wenn eine Zellkultur zehn Sekunden lang bestrahlt wird und diese Stimulation dann zu einer Zellteilung führt, die zehn Tage andauert. Generell sind müde gewordene und ausgehungerte Zellen am lichtempfindlichsten, während sehr aktive Zellen nicht besonders heftig auf eine zusätzliche Lichtdosis reagieren. Dasselbe trifft für Zellen zu, die unter Lichtmangel leiden. Sie nehmen im Winterhalbjahr gierig die Photonen auf, im Sommer zeigen sie sich jedoch weniger empfänglich.

Eine Überdosis an Farblicht kann auch destruktiv wirken

Wir sollten allerdings nicht vergessen, daß Licht auch destruktiv sein kann. Vor allem eine Überdosis an blauem oder ultraviolettem Licht hemmt oder tötet das Gewebe. Es handelt sich dabei allerdings um eine Strahlung von fast einer Million W/m^2. Rotes Licht scheint sanfter zu wirken und ist unschädlich auch bei einer sehr hohen Dosierung.

All dies klingt zwar sehr vielversprechend und hilft, die Zusammenhänge zu verdeutlichen, es ist jedoch viel einfacher, Lichtreaktionen bei einzelnen Zellen als an einem gesamten Organismus zu studieren. Der menschliche Körper ist so komplex, daß kaum Vergleiche mit der Mikrobiologie möglich sind. Einige Parallelen liegen jedoch auf der Hand, und viele farbmedizinische Phänomene sind auch auf der Makroebene beobachtet worden. Vögel, Frösche, Nagetiere und Hunde atmen tiefer und verbrauchen mehr Sauerstoff bei Farbbestrahlungen als im Dunkeln, auch verändert sich ihre Atemfrequenz bei den verschiedenen Farben.

Ein roter Weichlaser wird häufig in der Gastroskopie zur Behandlung von Magen- und Darmwunden verwendet. Es stellte sich dabei heraus, daß alte Wunden sogar noch viel positiver, da lichthungriger, auf die Farbbestrahlung reagieren. Die Bestrahlung erhöht den Stoffwechsel, was zur Aktivierung der Zellteilung führt, und damit heilt die Wunde schneller. Man hat zudem beobachtet, daß sich die heilende Wirkung der Lichtfarbe auch auf andere als die direkt bestrahlten Körperpartien erstreckt. Lichtinformationen können offensichtlich im Organismus weitergegeben werden.

Eines der zentralen Ergebnisse des russischen Forschungsprogrammes lautet also, daß für farbmedizinische Behandlungen nur monochromes Licht in Frage kommt. Das ist auch die Grundlage einer jeden Farbtherapie, die den Anspruch erhebt, wissenschaftlich zu arbeiten.

Monochromes Licht ist die Grundlage der modernen Farbtherapie

Meine eigenen Erfahrungen

In den letzten fünf Jahren habe ich Heilbehandlungen mit monochromen Lichtfarben durchgeführt. Der hauptsächliche Zweck lag darin, bei psychosomatischen Störungen für eine rasche Wiederherstellung und Stabilisierung des seelischen Gleichgewichts zu sorgen. Zellbiologische Detailstudien wurden dabei zwar nicht durchgeführt, jedoch zeigen die allgemeinen Reaktionen auffallende Ähnlichkeit mit den Resultaten der russischen Experimente.

Anfangs ist die subjektive Empfindung der reinen Farbe äußerst dramatisch. Das bloße Auge nimmt die Lichtfarben intensiver als eine übliche gebrochene Farbe auf. Vor allem bei Grüntönen zeigt sich ein gewaltiger Unterschied. Grün wird ja allgemein als beruhigend und entspannend eingestuft. Monochromes Grün wirkt hingegen ganz anders: sprühend, elektrisierend und voller elementarer, überschwenglicher Lebenslust.

Eine weitere Eigenart aller monochromen Farben ist, daß sie sofort nach dem Betrachten ein Nachbild erzeugen. Fixiert man eine Mischfarbe, zeigt sich nach einer etwa halben Minute deren Komplementärfarbe, worüber wir bereits gesprochen haben. Anders die monochromen Farben. Bei Betrachten eines reinen Violetts bemerkt man zum Beispiel sofort einen zitronengelben Lichtschimmer hinter den Augenlidern. Anfangs ist die Farbe sehr deutlich, dann verbleicht sie, und am Ende scheint sie nur noch grauweiß zu sein. Manche Farben zeigen sich uns nur einige Sekunden, während Lieblingsfarben mehr als fünf Minuten auf der Netzhaut Eindruck machen können.

Der Therapieverlauf wird berechenbarer

Durch ihre Exaktheit besitzen monochrome Farben – im Gegensatz zu normalen Farben auch klar definierbare Charakteristika. Das bedeutet, daß es möglich ist, bei der Therapie mit monochromen Farben einigermaßen korrekte Vorhersagen über Zeitpunkt und Art der wahrscheinlichen Reaktionen des Patienten zu treffen. Der Therapieverlauf gestaltet sich damit stabiler und berechenbarer. Die klassische Methode der Therapie mit normalen Farben litt im Vergleich dazu daran, daß sich völlig unvorhergesehene Wirkungen einstellten – oder manchmal auch gar keine.

Der psychische und physische Einfluß der monochromen Farben auf den Menschen kann in zwei Phasen eingeteilt werden: erstens kurzfristige Primärreaktionen und zweitens langfristige Folgeeffekte. Dabei zeigt sich, daß wir Menschen äußerst wählerisch sind, was die Aufnahme bestimmter Frequenzen betrifft.

Dazu ein kleiner Exkurs: Astronomen können den Lichtschein eines Sterns mit Hilfe der Spektralanalyse ziemlich exakt auf Temperatur, Geschwindigkeit und chemischen Zusammensetzung bestimmen. Der Astrophysiker erkennt anhand der spezifischen Farbzusammenstellung, ähnlich einem Fingerabdruck, die Identität der fernen Sonnen. Entsprechend dieser Methode vermögen die Psychologen heute, durch die Analyse der individuellen Lichtabsorption, einen Eindruck von der menschlichen Persönlichkeit zu gewinnen.

Wenn in der Therapie die geeignete Stimulanzfarbe eingesetzt wird, vergehen einige Minuten, bevor sich erste Reaktionen zeigen. Zunächst werden Puls und Atmung direkt beeinflußt. Verschiedene Muskelgruppen reagieren mit automatischen Bewegungen, und Nervenzentren beginnen zu kribbeln, auch ohne dem monochromen Farblicht unmittelbar ausgesetzt zu sein. Stöhnen und Seufzer mischen sich spontan mit Tränen und Gelächter. Die Pupillen erweitern sich trotz der Lichtflut, und die erhöhte Blutzirkulation rötet die Wangen. Subjektiv wird eine Art Rauschzustand erlebt, in dem sich viele schwebend und «high» fühlen. Im allgemeinen hält diese Aufladungsphase, die die meisten als höchst euphorisch bezeichnen, etwa vierundzwanzig Stunden an.

Kurzfristige Primärreaktionen und langfristige Folgeeffekte

Langfristiger wirkt die darauffolgende Phase, die in der Regel drei bis vier Wochen dauert. In diesem zweiten Abschnitt reagiert die Psyche mit Emotionen. Am Anfang sind es fast immer bedeutungsvolle Träume, die auf starke unterbewußte Strömungen hindeuten, am Tage begleitet von körperlicher Müdigkeit und Lustlosigkeit. Am Schluß steht jedoch eine Stabilisierungsphase, in

Die Farbtherapie ist nicht mehr dem Zufall unterworfen

der viel Mut, Entschlossenheit und Tatkraft verspürt werden.

Ich vermag mit dem oben Geschilderten natürlich nur eine verallgemeinernde Beschreibung dessen geben, was passiert, wenn der menschliche Organismus monochromen, superreinen Lichtfarben ausgesetzt ist. Selbstverständlich reagiert jeder auf sehr unterschiedliche Weise. Doch trotz aller individuellen Noten kann man recht präzise vorherbestimmen, mit welchen Konsequenzen bei dieser Methode zu rechnen ist – und das gilt gleichermaßen für Mikroben, Mäuse und Menschen.

Die moderne Farbtherapie

*F*ür eine tiefgreifende Behandlung sind verhältnismäßig große Mengen an monochromem Farblicht erforderlich. Dazu richtet man einen kleinen runden Raum von 2,5 Metern Durchmesser und 2,5 Metern Höhe wie ein Minikino ein. Wenn die gebogene Leinwand über einen besonderen Projektor angestrahlt wird, ist man so von allen Seiten von Lichtfarben umgeben.

Dem Patienten wird ein weißer Kittel übergezogen, um Farbreflexe der Kleidung auszuschalten, und nachdem er sich in die Mitte des Raumes gesetzt hat, kann die Reise quer durch die Spektralfarben beginnen: An erster Stelle steht Infrarot, dann folgen Rot, Orange, Gelb, Grüngelb, Grün, Türkis, Blau, Indigo, Violett und zuletzt Ultraviolett. Der ganze Raum füllt sich mit monochromem Licht der gewünschten Stärke. Das Ganze ist einfach prachtvoll, und viele drücken ganz spontan ihre Bewunderung für das Schauspiel aus.

Der Ablauf einer Therapiesitzung

Bei bestimmten Farbtönen wird der Betrachter stutzig. Die Farbe übt auf ihn dann eine fast hypnotische Wirkung aus, und bei diesen Farben wird länger verweilt, damit der Organismus die speziell für ihn wichtigen Lichtwellen aufnehmen kann. So funktionieren sie wie ein psycho-biologischer Schlüssel und öffnen die Türen zu tieferen Schichten der Persönlichkeit – teils im unbewußten Gefühlsbereich der Seele und teils auf der mikrobiologischen Zellebene. Diese Prozesse sind jedoch meist eng miteinander verbunden. Der ganze Farbspaziergang dauert etwa zwanzig Minuten. Danach ist der Organismus gesättigt und kann vorerst keine weiteren Farbinformationen mehr aufnehmen.

Viele Patienten empfinden sofort eine deutliche Erleichterung ihrer Beschwerden. Bemerkenswert ist, daß diese Veränderungen nicht nur temporär sind. Die nächste Behandlung erfolgt erst einen Monat später, und in der Zwischenzeit verarbeiten Seele und Körper die Lichtstimulanz. Bei der nächsten Behandlung mit monochromen Lichtstrahlen werden vielleicht ganz andere Schlüsselfarben gewählt, denn die Persönlichkeit des Patienten kann sich bereits weiterentwickelt haben.

Durchschnittlich benötigen Patienten vier Farbbehandlungen

Durchschnittlich werden vier Farbbehandlungen durchgeführt. Einige Patienten erleben eine vollständige Besserung schon nach der ersten Sitzung; bei schwereren Fällen sind Dutzende von Behandlungen erforderlich. Vor der eigentlichen Bestrahlung erfolgt eine medizinische und psychologische Vorbesprechung, auch ein konventioneller Farbtest wird gemacht, um besondere Vorlieben im Hinblick auf Farben auszukundschaften und den Patienten einzustimmen.

Vier Fallstudien

Wie die Praxis zeigt, reagiert ein Organismus nie mechanisch auf die Stimulierung durch monochrome Farben. Um einen tieferen Einblick in die teilweise mit viel Intuition anzuwendenden Methoden der Farbtherapie und deren Wirkungen zu geben, möchte ich vier exemplarische Patientenschicksale vorstellen. Die Fallstudien sind Beispiele für erfolgreiche Farbbehandlungen mit Langzeitwirkung.

Fall 1

Eine 27jährige Hochschwangere besuchte Anfang Dezember meine Praxis. Die große, rothaarige Frau S. war von blasser Gesichtsfarbe. Die Wangenknochen stachen in dem etwas müden Gesicht deutlich hervor. Ihr Kreislauf war schlecht. Gebärmutterzysten und ein gutartiger Brusttumor waren ihr operativ entfernt worden. Die Linkshänderin kaute stark an ihren Fingernägeln. Trotz Schwangerschaft rauchte sie, zeigte sich aber nicht bereit, die negativen Konsequenzen einzusehen.

Rauchen trotz Schwangerschaft und Migräne

Die Patientin war mit ihrem körperlichen und seelischen Zustand unzufrieden. Vor allem litt sie schon seit zwölf Jahren fast täglich unter Kopfschmerzen.

Frau S. war seit einiger Zeit Hausfrau, betreute ihr kleines Kind und kümmerte sich um Haus und Garten so gut sie konnte. Sie wohnte mit ihrem Mann, der als Erzieher arbeitete, auf dem Land. Ihre Ehe beschrieb sie als liebevoll. Früher hatte sie in verschiedenen Jobs gearbeitet. Sie hatte einen hellen Kopf, war humoristisch und konnte sich gut ausdrücken. Der Umgang mit langsamen Menschen irritierte sie jedoch, so daß sie bei solchen Gelegenheiten ein heftiges Temperament zeigen konnte. Aus diesem Grund war ihr Umgang außerhalb des Familienkreises sehr begrenzt. Vor allem besaß sie nur wenige Freundinnen. Sie tendierte dazu, im Jähzorn andere von sich zu stoßen.

Ein heller Kopf mit ungezügeltem Temperament

Kopfschmerzen durch einen Überschuß an nervöser Energie

Traumatische Erlebnisse durch den Tod der Geschwister

Bei meinen ersten Beobachtungen konzentrierte ich mich auf den Zusammenhang zwischen Wutausbrüchen, Nägelkauen und Kopfschmerzen, denn diese sind erfahrungsgemäß eng miteinander verbunden. Bei einem Überschuß an nervöser und aggressionsgeladener Energie treten häufig Kopfschmerzen auf, und das Nägelkauen spiegelt offenbar Bissigkeit, das heißt mehr oder weniger projizierte Wut. In vielen Kulturen beißt man sich symbolisch in die Hand, um Trauer oder inneren Schmerz auszudrücken.

Bei weiteren Gesprächen erzählte die Patientin, daß sie eine glückliche Kindheit gehabt hätte. Sie wuchs mit vier kleineren Geschwistern auf. Als sie selbst erst fünfzehn Jahre alt war, starben kurz hintereinander zwei der Geschwister. Bei beiden war die Todesursache fast identisch: Sie hatten an Gehirnschäden – eventuell Epilepsie – gelitten. Die Patientin war sich in diesem Punkt unsicher, da der Tod der Geschwister bei ihr damals eine große Gefühlskrise ausgelöst hatte. Zu diesem Zeitpunkt lag sie in heftigem Streit mit ihrem Vater, dem sie die Schuld für die Krankheit und den Tod der Geschwister gab.

Es stellte sich heraus, daß sie seit dieser Krise an Kopfschmerzen litt und daß sie ihren Vater nicht ausstehen konnte. Aus Furcht, dasselbe Schicksal wie ihre Geschwister zu erleiden, hatte sie mehrere Computertomographien und EEG-Untersuchungen machen lassen. Sie wollte wissen, ob die Schmerzen im Kopf auf einen Tumor oder auf Epilepsie zurückzuführen seien. Sämtliche Befunde waren jedoch negativ, und sie wurde als völlig gesund eingestuft. Frau S. war sich anscheinend des Zusammenhangs zwischen dem Beginn der Kopfschmerzen und dem zwölf Jahre zurückliegenden Schock nicht bewußt. Sie reagierte mit Verwunderung, als ich sie darauf ansprach und zudem die Meinung vertrat, daß ihr damals entstandener Haß auf den Vater eine Ursache der ständigen Kopfschmerzen sein könnte, denn aus psychosomatischer Sicht muß anhaltende, intensive Wut auch irgendwann körperlich zum Ausdruck kommen.

Im Zusammenhang mit dem Sterben der kleinen Geschwister fing sie damals an, sich für das Leben nach dem Tod zu interessieren. Da ihr Großvater ein Spiritist war, fand sie es leichter, mit ihm als mit ihrem Vater über dieses Thema zu sprechen.

Ein weises und grundlegendes philosophisches Prinzip fordert uns dazu auf, das Leben in all seinen Facetten zu akzeptieren, einzusehen, wie wichtig Dankbarkeit ist und dabei auch die Eltern, die einem das Leben geschenkt haben, zu ehren. Dies ist eine Selbstverständlichkeit bei den sogenannten primitiven Völkern, wo Kinder, die aktiv Konflikte auslösen, entweder getötet oder verstoßen werden.

Die Rolle des Kindes im Familienverband

Viele von Freuds Theorien über den Wunsch des Kinds, das Familienoberhaupt zu stürzen, nehmen dieses archaische Verhalten zur Grundlage. Wenn nämlich unterdrückte Kinder versuchen, Rache zu üben. Für den heutigen Menschen gelten jedoch andere Normen. Er muß von seiner Wut Abstand nehmen können und einsehen, daß sich beispielsweise hinter dem äußeren Starrsinn seines Diskussionspartners oft innerer Schmerz oder Frustrationen verbergen. Er muß Toleranz zeigen können.

Frau S. und ich haben diese Fragen lange diskutiert, und allmählich sah auch sie ein, wieviel

Schaden ein derart tiefer Haß anrichten kann – in erster Linie bei ihr selbst. Fühlte sie sich vielleicht am Tod ihrer Geschwister mitschuldig? Projizierte sie diese Gefühle womöglich auf den Vater? Wir sprachen über Barmherzigkeit: Indem sie dem Vater verzieh, würde sie auch mit sich selbst Frieden schließen können.

Bei einem ersten diagnostischen Farbtest vermied sie mit Bedacht blaue Nuancen und zeigte direkt Widerwillen bei gelblichen Farbtönen. Das ist das übliche Muster bei Migränepatienten, die unter starken emotionalen Spannungen leiden. Sie scheuen das die Nerven stimulierende Gelb, reagieren gleichzeitig aber nicht auf das entspannende Blau. Frau S. konzentrierte sich recht einseitig auf rote und grüne Farbtöne. Bei dem der eigentlichen Bestrahlung vorhergehenden Gespräch entspannte sie sich und äußerte dann den Wunsch, zuerst mit Rot behandelt zu werden, was ihr sofort ihre latente Wut bewußt machte. Danach wählte sie blaue, türkise und violette Töne, also Farben, die beruhigend und entspannend wirken.

Migränepatienten lehnen meist Gelbtöne ab

Rot holt latente Wut hervor

Ende Januar kam die Patientin wieder und berichtete über ihr gutes Befinden. Sie erzählte, sie sei nach der Behandlung sofort nach Hause gefahren und hätte dann drei Stunden lang unter starken Kopfschmerzen gelitten. Danach seien die Schmerzen überhaupt nicht mehr aufgetreten. Das Weihnachtsfest habe sie zusammen mit ihrer Familie, ihren Eltern und Geschwistern gefeiert und sich mit ihrem Vater versöhnt.

Im Laufe der weiteren Analyse fanden wir heraus, daß die frühere Unversöhnlichkeit dem Vater gegenüber noch viel tiefer wurzelte. Ihre Großmutter hatte eine Zeitlang im Elternhaus von

Frau S. gelebt und sich dort in die Kindererziehung eingemischt, was weder Eltern noch Kindern gefiel. Frau S. erzählte von einem Traum, den sie als Hinweis auf dieses Problem deutete: Sie saß mit Mutter und Vater gemütlich in einem Gartenlokal. Eine ältere Person drängte sich ihnen auf und nahm ihnen die Sitzplätze weg, wobei Frau S. auf alle Erwachsenen spuckte. Der Traum war ihr sehr unangenehm, aber er erlaubte es ihr, ihre Eltern – und vor allem den Vater – in einem anderen Licht zu sehen. In der dem Gespräch folgenden Farbbehandlung wählte Frau S. wieder zuerst ein kräftiges Rot, danach zur Entspannung ein kühles Blau.

Die Arbeit mit Träumen begleitet die Therapie

Mitte Februar kam Frau S. zum letzten Mal in meine Praxis. Es ging ihr seelisch gut, außerdem sah sie hübscher und gesünder aus. Die Kopfschmerzen waren verschwunden, und sie hatte auch mit dem Nägelkauen aufgehört. Dafür las sie jetzt viel, was ihr früher wegen der Kopfschmerzen unmöglich gewesen war. Bei der dritten Farbbestrahlung konnte sie nun die früher vermiedene gelbe Farbe genießen. Ich bat sie, sich bei einem eventuellen Rückfall zu melden. Bei späteren telefonischen Gesprächen teilte sie mir mit, daß sie symptomfrei sei und eine gesunde Tochter geboren habe.

Fall 2

Ein 24jähriger Mann besuchte mich Anfang Mai. Er war blond, muskulös, von normaler Körpergröße, mit einem etwas weichen Gesicht und meist niedergeschlagenem Blick. Er machte einen gesunden Eindruck und behauptete, nie ernsthafte Krankheiten gehabt zu haben. Herr N. litt jedoch an Bulimie, das heißt an einer krankhaften Eßgier.

An Bulimie können auch Männer leiden

Nahrungsmittel stopfte er wahllos in sich hinein, um sie dann sofort durch Erbrechen wieder von sich zu geben. Er schämte sich deswegen sehr. Er hatte Angst, daß man seine Krankheit entdecken würde, und deshalb war sein Bekanntenkreis auch sehr eingeschränkt.

Mangelndes Selbstwertgefühl führt in die Isolation

Der Patient studierte an einer Technischen Hochschule und konnte sich gut ausdrücken. Er berichtete sehr offen über seine Probleme, benutzte aber ständig das Wort «man», wenn er sich selbst meinte. Ich betonte, wie leicht diese Angewohnheit dazu verführe, sich hinter Worten zu verbergen und uns daran hindere, Verantwortung für das, was wir sagen, zu übernehmen.

Die Kindheit von Herrn N. war recht harmonisch verlaufen. Er hatte sehr guten Kontakt zu seinem älteren Bruder gehabt. Das Lernen war ihm leichtgefallen, und in seiner Freizeit hatte er viel Sport getrieben. Die Probleme begannen, als er mit zwanzig von Zuhause auszog. Um sein Selbstgefühl zu verbessern, fing er an, noch intensiver Sport zu treiben, gleichzeitig hungerte er – um einen schöneren Körper zu bekommen. Mit der Zeit entwickelte er eine Magersucht und wählte nur noch Sportarten, die ihn von anderen Menschen fernhielten.

Der Teufelskreis von Essen und Erbrechen

Während seiner Militärzeit erlitt er einen Nervenzusammenbruch und war gezwungen, mehr zu essen, um wieder zu Kräften zu kommen. Doch sein Appetit wuchs nun ins Extreme, und er geriet in den Teufelskreis von Essen und Erbrechen. Allmählich entdeckte die Familie sein Problem. Entsetzt wandte sich der ältere Bruder von ihm ab, was seine Einsamkeit endgültig zu besiegeln schien. Herr N. hatte damals etwa fünf Jahre lang keinen engen Freund und noch nie ein intimes

Liebesverhältnis mit einer Frau gehabt. Sein einziger Freund war der wohlgefüllte Kühlschrank, dessen Inhalt ja immer Trost zu spenden schien.

Wir begannen also, über Freundschaft und Liebe zu sprechen; was es heißt, sein wahres Gesicht zu zeigen und sein Herz zu öffnen. Daß Kontakt und Nähe immer mit dem Risiko verbunden sind, abgewiesen zu werden, was an sich gar nicht so dramatisch zu sein braucht. Unser Leben wird immer von einem gewissen Maß an Unsicherheit geprägt sein, wenn auch viele Menschen versuchen, die Illusion der absoluten Sicherheit zu erzeugen, indem sie sich nur in scheinbar ungefährlichen Sphären bewegen. Anfangs mag dies einleuchtend sein, auf Dauer führt es jedoch zu Feigheit und Infantilismus. Der gesamte Gefühlsbereich leidet unter diesem Verhalten, denn es reicht nicht, nur passiv um Liebe zu betteln.

Den Mut finden, sein Herz zu öffnen

Es fiel auf, daß Herr N. recht abenteuerliche Sportarten bevorzugte, und ich versuchte, einen Teil seines großen Mutes auf sein Gefühlsleben zu übertragen. Er mußte lernen, auch emotional – und nicht nur physisch – Anspannungen auszuhalten und sich damit zu höheren Zielen weiterzuentwickeln.

Der Behandlung mit monochromen Farben geht immer ein einfacher Farbtest voraus, bei dem der Patient spontan seine Lieblingsfarben auswählen soll. Herr N. bevorzugte rötliche Töne – die Farben des Blutes und des Fleisches. Mit anderen Worten: Er zeigte sich zwar im Test übermäßig fixiert auf die Welt des Instinkts, gleichzeitig hielt er jedoch im Alltag sexuelle Impulse, die ebenfalls mit der Farbe Rot verbunden sind, stark zurück. Wir balancierten dieses Ungleichgewicht mit einer Farbbestrahlung in sat-

Der Farbtest bereitet auf die Farbbestrahlung vor

tem Grün und Violett aus. Diese beiden Farben spenden Trost bei großer Traurigkeit, wobei die Behandlung oft ein reinigendes und befreiendes Weinen auslöst. Die Sitzung wurde beendet mit einem intensiven Weinrot, dem Symbol für Mut und Leidenschaft.

Grün, Violett und Weinrot brechen die schmerzhafte Isolation auf

Mitte Juni kam Herr N. erneut zur Behandlung. Er war strahlender Laune, denn er hatte sehr rasche Fortschritte gemacht. Selbst Streßsituationen, etwa durch seine Examensarbeit, konnten ihn nicht aus der Ruhe bringen. Entscheidend für ihn war, daß er erstmals seine langjährige Isolation wieder zu durchbrechen vermocht hatte und jetzt neuen Bekanntschaften aufgeschlossener gegenüberstand. Er genoß sein Leben, und sein geselliger Umgang ließ ihm nun weniger Zeit für seine Freßattacken. Er gab jedoch zu, kleinere Rückfälle erlitten zu haben.

Er hatte auch den Kontakt zu seiner Familie erneut aufgenommen, und vor allem wollte sich sein Bruder wieder mit ihm treffen. Herr N. war sehr stolz auf diese Entwicklung. Bei der zweiten Farbbestrahlung wählte er deshalb wiederum rote Farben. Er reagierte jedoch auch sehr positiv auf ein leuchtendes Blau, eine Farbe, die er vorher verabscheut hatte.

Nach der Sommerpause kam Herr N. Mitte August zu einer abschließenden Sitzung wieder. Mit seinen neuen Freunden hatte er Ferien im Gebirge gemacht, und es waren schöne Tage gewesen. Er hatte auch etwas Neues entdeckt: nach Bedarf auch mal allein sein zu dürfen, um abzuschalten. Diese Mußestunden empfand er jetzt als Bereicherung; früher sah er in ihnen immer die gefürchtete Isolation. Seine Offenheit nahm immer mehr zu, und in den Ferien hatte er auch ein

Verhältnis mit einer gleichaltrigen Studentin begonnen. Die Freundin nahm recht viel von seiner Zeit und seinen Gefühlen in Anspruch. Bei der dritten Farbbestrahlung gefiel ihm dementsprechend auch eine breitere Palette von Farben; seine frühere Fixierung auf Rot war nun gelöst.

Aus Erfahrung weiß ich, daß sich eine erfüllte Sexualität in der Akzeptanz sowohl von Rot als auch Grün spiegelt. Eine allein auf Rot fixierte Persönlichkeit empfindet oft eine frustrierende, extravertierte Beziehung zum Partner. Wenn jedoch Grün einbezogen wird, ist die Person imstande, auch sich selbst zu lieben, was die wichtigste Voraussetzung für ein erotisches Zusammenspiel ist. Herrn N. konnte jetzt sein Lachen zeigen, und er war gleichzeitig mutiger und weicher geworden. Er träumte oft lebhaft. In einem Traum hatte er sich selbst als böse und gewaltsam gesehen; sowohl seine Eltern als auch seine Geschwister waren seinen Aggressionen ausgesetzt. Herr N. deutete es so: «Vielleicht war ich früher viel zu hart und stieß alle, die sich mir nähern wollten, zur Seite.»

Die Akzeptanz von Rot und Grün spiegelt eine erfüllte Sexualität

Fall 3

Die 65jährige Frau U. kam Anfang Dezember in meine Praxis. Sie war kleingewachsen, dunkelhaarig und sah mit ihren aparten Gesichtszügen verhältnismäßig jung aus. Sie war ganz in Grau gekleidet. Sie hatte an etlichen Krankheiten gelitten, unter anderem an Krampfadern, Darm- und Magengeschwüren, Meningitis und Brustkrebs. Beidseitig war ihr ein künstliches Hüftgelenk eingesetzt worden.

Lange Krankengeschichten verbergen meist seelisches Leid

Hinter dieser langen Liste von Leiden versteckte sich natürlich ein seelisches Ungleichge-

Tablettenabhängigkeit durch ängstliche Nervosität

wicht, und deshalb bat sie auch um Hilfe. Solange sie sich erinnern konnte, war sie ängstlich und nervös gewesen. Die ständig zunehmende Rastlosigkeit raubte ihr die Nachtruhe. In den letzten fünfunddreißig Jahren hatte sie eine Menge Psychopharmaka und Schlafmittel geschluckt, um überhaupt einschlafen zu können. Da sie nicht abhängig werden wollte, wechselte sie zwischen einem Dutzend Präparaten. Gleichzeitig stellte sie die ganze Problematik jedoch als Bagatelle hin.

Die Patientin war in einem osteuropäischen Land als einziges Kind schwedischer Eltern geboren worden. Sie empfand ihre Kindheit als sehr negativ. Ihre Mutter war nervenkrank gewesen und hatte anscheinend wenig Anteil an der Erziehung der Tochter genommen, weshalb diese lange in Kinderheimen lebte. Eine Gouvernante unterrichtete sie mit Schulbeginn zu Hause. Während der späteren Jugend- und Schulzeit wohnte sie in Pensionen, und sobald sie konnte, verließ sie das Elternhaus. Nach verschiedenen Bürotätigkeiten wurde sie Handarbeitslehrerin und arbeitete bis zur Rente in diesem Beruf. Sie hatte zwei Söhne, war aber nur kurze Zeit verheiratet gewesen. Ihre Scheidung beschrieb sie als eine Befreiung.

Selbstquälerische Gedanken überschatten einen warmherzigen Charakter

Trotz der vielen Tabletten war sie ein einziges Nervenbündel. Besonders nach der Pensionierung hatte sich ihre Unruhe gesteigert, da sie nun keine Möglichkeit mehr sah, ihre überschüssige Energie in die Arbeit zu stecken. Offenbar war sie eine tüchtige, engagierte und auch sehr beliebte Lehrerin gewesen – trotz ihrer Unfähigkeit sich selbst positiv zu sehen. Sie sprach von sich stets in einer abschätzigen, herablassenden Art. Als ich sie darauf hinwies, gab sie zu, selbstquälerisch zu sein. In ihrer Dynamik und Sturheit lenkte sie all ihre

Aggressionen gegen sich selbst und wurde dadurch ihr eigener Feind.

Da ihre Symptome so tief verwurzelt waren, erschien es ratsam, sehr vorsichtig und sanft zu arbeiten. Im übrigen äußerte Frau U. von Beginn an sehr viel Skepsis und glaubte nicht an eine Verbesserung. Hinter der distanzierten und widerspenstigen Fassade versteckte sich jedoch ein äußerst warmherziger und auch sehr lebenslustiger Charakter. Ihre Persönlichkeit lag hinter enorm viel Bitterkeit und Angst verborgen. In der Farbtherapie konzentrierten wir uns deshalb auf zwei Punkte: auf den Abbau der Angst und die Lösung der panikartigen Verteidigungshaltung.

Mit Hilfe der Farbtherapie die Blockaden der Angst auflösen

Im diagnostischen Farbtest produzierte Frau U. zunächst unsichere Resultate, da sie bewußt versuchte, den Test zu sabotieren. Nach und nach entdeckte ich jedoch ihre deutliche Abneigung gegen Gelb. Im Hinblick auf ihre schweren Schlafstörungen war es nicht erstaunlich, daß sie bei der Farbbestrahlung Blau und Türkis wählte. Viele Patienten schlafen spontan ein, wenn man sie in einem tiefblauen Raum entspannen läßt.

Mitte Januar kam Frau U. zu einer zweiten Sitzung. Eine Woche lang war es ihr nach der ersten Behandlung gut gegangen, dann verschwand ihr Lieblingshund. Er tauchte nicht wieder auf, und die Sorge um das Tier hatte sie nervös gemacht. Sie lebte übrigens mit sieben Hunden in einem Haus auf dem Lande. Um ein wenig ruhiger zu werden, hatte sie aufgehört, Kaffee zu trinken.

Frau U. kam im März, April und Mai zu weiteren Gesprächen und Farbbestrahlungen. In dieser Zeit versuchte sie bei jeder Gelegenheit, das heißt, wenn sie sich einigermaßen stabil fühlte, den Konsum von Beruhigungsmitteln zu reduzieren, auf die sie noch nicht ganz verzichten konnte. Es bereitete Frau U. besondere Schwierigkeiten, daß sie seit ihrer Pensionierung so wenig zu tun hatte. Um dieses Gefühl der Leere zu mindern, hatte ich ihr vorgeschlagen, sich irgendeine kleine Beschäftigung zu suchen. Sie war meinem Rat gefolgt und begann mit großer Energie, dabei zu helfen, Pakete mit Kleiderspenden zusammenzustellen. Sehr viel von ihrer überschüssigen Kraft konnte sie hier einfließen lassen, was ihr guttat, auch wenn die Arbeit anstrengend war. Sie meinte, daß sie sich im großen und ganzen recht wohl fühle, da es ihr nun leichter sei, die Gegenwart zu akzeptieren. Nach und nach konnten wir auf eine freundliche, entspannte Weise auch über ihren starken Oppositionsgeist sprechen.

Beruhigende blaue Farbnuancen leiten den Heilungsprozeß ein

Allmählich begann Frau U., ihr Äußeres zu verändern. Sie lockerte die strenge graue Uniformierung mit bunten Kleidungsstücken auf, und sie griff nun sogar zum Lippenstift. Am Anfang der Behandlung betrachtete sie ihren Körper sehr zurückhaltend, sie fand sich sogar abstoßend und häßlich – ein weiteres Indiz für ihre selbstbestrafende Art. Die von ihr bevorzugten neuen Farben lagen anfangs immer im blauen Spektrum, mit Verschiebungen in Richtung Türkis oder Violett. Jetzt begann sie, sich auch für rote Farben zu interessieren.

Die Patientin kam im September zur erneuten Behandlung. Sie hatte freiwillig damit aufgehört, Schlaftabletten zu nehmen, was ihr schreckliche Entzugserscheinungen bescherte. Sie hatte wie eine Furie bei den Kleidersammlungen mitgearbeitet, dadurch aber die schlimmsten inneren Stürme ausagieren können. Danach verschwanden ihre Angstzustände fast völlig, und sie war jetzt recht stolz über ihren Entschluß, dem langjährigen Tablettenschlucken ein Ende zu machen.

Da die chemische Belastung des Nervensystems nun abnahm, hatte sie zum ersten Mal als erwachsene Frau angefangen zu träumen. Erst waren es Alpträume voller widerlicher Krankheiten und Mißgeburten, an die sie sich erinnerte, aber trotzdem fühlte sie sich morgens beim Aufwachen wohler. Im Rahmen der Traumarbeit verstehe ich den Traum als eine interne Kommunikationsform zwischen verschiedenen Ebenen des menschlichen Bewußtseins. Ich unterscheide dabei drei allgemeine Ebenen. Erstens die totale Traumlosigkeit, die den Tabletten- oder Drogensüchtigen oder den stark Angstbesetzten kennzeichnet – eine Art Selbstbetäubung, die einen nicht zu bewältigenden Schmerz blockiert. Zweitens verschiedene Alptraumbilder, die trotz all ihrer Schrecken dem Gefühl der Leere vorzuziehen sind. Drittens die freie und oft sehr viel angenehmere Traumkommunikation mit dem eigenen Ich.

Träume ermöglichen eine Kommunikation der Bewußtseinsebenen

Ende Oktober kam Frau U. nochmals zur Behandlung. Sie nahm weiterhin keine Psychopharmaka oder Schlaftabletten ein. Sie schlief ohne Drogen und fühlte sich sehr wohl. Sie hatte angefangen, mit mehr Appetit zu essen und etwas zugenommen, was im Moment ihre größte Sorge war. Um ihren Entschluß, mit dem Tablettenschlucken aufzuhören, zu untermauern, hatte sie einen Termin bei dem Chefarzt ihrer psychiatrischen Klinik ausgemacht, ihn um eine Generaluntersuchung gebeten und auch alle Tablettenvorräte zurückgegeben. Indem sie ihre Stärke bejahte, wuchs deutlich ihr Bedarf an roten Farben.

Zu gelben Tönen fühlte sie sich jedoch immer noch nicht hingezogen. Bei einem Besuch im Dezember war die Patientin weiterhin guten Mutes und wollte einige Monate später zu weiteren Behandlungen wiederkommen.

FALL 4

Die 37jährige Frau J. kam im April in meine Praxis. Sie war von normaler Körpergröße, etwas mollig, mit rotbraunen Haaren und Sommersprossen. Ihr Gesicht glich einer Maske. Ihre Augen, groß und verängstigt, blickten starr nach vorn. Sie sei gesund, meinte sie, und sie sei selten krank gewesen, was damit zusammenhänge, daß sie in ihrer Freizeit regelmäßig Sport treibe. Frau J. kam sehr schnell auf ihr Problem zu sprechen: Sie brauchte Hilfe wegen ihrer Träume. Dieses Problem schien kein üblicher Fall von Traumdeutung zu sein, denn die Patientin konnte ihre Schreckensbilder nicht einmal in wachem Zustand loswerden.

Alptraumbilder nehmen erschreckende Gestalt an

Sie erzählte ihre Geschichte auf eine etwas unbeholfene Weise, was teils an der mangelnden sprachlichen Gewandtheit, teils an ihrer Angst lag. Es handelte sich dabei einerseits um die Angst vor ihren Alpträumen, andererseits um die Angst, verrückt zu werden. Sie hatte sich bislang keinem Arzt oder Psychologen anvertraut, da sie befürchtete, man würde sie als schizophrene Paranoikerin sofort in das nächste Krankenhaus einliefern.

In jeder Nacht, die Frau J. allein verbrachte, wurde sie von immer gleichen Alpträumen geplagt: Nach zwanzig Minuten erwachte sie in einem Anfall von Schwindel und fand unwillkommene Besucher, die sie böse anstarrten, an ihrem Bett sitzen. Frau J. beschrieb sie als gelbbraune behaarte Kobolde, etwas kleiner als Menschen, mit häßlichen Gesichtern und Augen, zischenden Stimmen und schlangengleichen Armen. Jedesmal wurde sie steif vor Schreck und bekam starke Herzschmerzen, bis die Kobolde verschwanden – mit der Ankündigung, in der nächsten Nacht wiederzukommen. Seit dreizehn Jahren wiederholte sich dieses Spektakel schon, und die wenigen Vertrauten, denen Frau J. von ihren Erlebnissen erzählte, hielten sie lediglich für einen besonders phantasiebegabten Menschen.

Die Patientin beteuerte, sie träume und lüge nicht, und bat mich inbrünstig, ihr zu helfen. Sie spüre nämlich, daß sie sich nicht länger gegen die nächtlichen Eindringlinge wehren könne. War das nun eine folkloristische Variante der Faustsage, um mit C. G. Jung zu sprechen? Oder könnte es ein Schüler Freuds als Form prä-ödipaler Sexualität identifizieren? Oder würde ein Klinikpsychiater rasch etwas mehr Valium verschreiben? Aber vielleicht sagte die Patientin ja die Wahrheit, und dann wäre es dumm, das Beweismaterial als belangloses, wirres Gerede abzutun.

Grau ist manchmal alle Theorie

Frau J. machte keinen versponnenen Eindruck, sondern drückte sich sehr zurückhaltend aus. Sie arbeitete seit mehreren Jahren als Sekretärin in der Industrie und war nicht sehr vertraut mit surrealistischer Kunst und Literatur. Sie zeigte keine hysterischen oder latent psychotischen Tendenzen. Sie kam aus einer normalen, etwas langweiligen Familie und war zusammen mit zwei gesunden Geschwistern aufgewachsen. Sie hatte einige kurze Liebesbeziehungen hinter sich und im übrigen ihr ganzes Berufsleben lang im Büro gearbeitet. Sie war Nichtraucherin und trank fast keinen Alkohol.

Hatte sie vielleicht ein Stück Wirklichkeit, genauso real wie unsere Alltagswelt, gesehen? Wir gingen von dieser Hypothese aus, und ich nahm den Schock von Frau J. ernst. Ihre erste Erleichterung spürte ich sofort: die Freude nicht allein in einer Welt, die nach Geisteskrankheit roch, eingeschlossen zu sein. Ihre Erleichterung wurde noch größer, als sie erfuhr, daß es tatsächlich eine Methode gibt, unerwünschte nächtliche Besucher zu vertreiben.

Man nennt diese Methode auch Exorzismus, und sie wird sehr häufig in hochentwickelten Kulturen betrieben, wobei ich von der primitiven und volkstümlichen Ritualmagie einmal absehe. In der römisch-katholischen Kirche ist es beispielsweise üblich, ein neubezogenes Haus oder die neue Wohnung vom Pfarrer segnen zu lassen, um sie damit von alten Schatten zu reinigen. Ich berichtete Frau J. von diesen Traditionen, und wir beschlossen, bei der Farbbehandlung nach liturgischem Vorbild vorzugehen. Das bedeutete, das Violett als religiöse Schutzfarbe in vollem Umfang auszunutzen, ergänzt durch blaue und rote Farbschwingungen.

Die Schutzfarbe Violett hilft, dunkle Schatten zu vertreiben

Beim ersten Farbtest hatte die Patientin eine ausgeglichene und vielseitige Wahl getroffen, es gab nur eine Ausnahme: Sie akzeptierte alle Farbtöne außer Grüngelb, das normalerweise die Lieblingsfarbe derjenigen ist, die ihre telepathischen Gaben zu schätzen wissen. Frau J. mißbilligte jedoch ihre hellseherischen oder paranormalen Fähigkeiten.

Im Mai kam die Patientin erneut in meine Praxis. Sie war zwei Wochen lang sehr müde gewesen, danach hatte sie sich erleichtert gefühlt, und jetzt ging es ihr gut. Die Alpträume waren nämlich verschwunden und mit ihnen die nächtlichen Eindringlinge. Wir konnten nun damit beginnen, an weniger bedrohlichen Störungen zu arbeiten. Frau J. erzählte, daß sie gegenüber ihren Eltern Schuldgefühle empfinde und daß sie versuche, dies zu kompensieren, indem sie sich in vielen Dingen übertrieben entgegenkommend verhalte. Das wolle sie verändern. Um die enormen Panikspannungen ihres Körpers loszuwerden, hatte sie sich bereits erfolgreich Massagen geben lassen.

Im Juni kam es zu einer weiteren Farbbehandlung. Die merkwürdigen Wachträume waren nun ein völlig abgeschlossenes Kapitel, und sie schlief jetzt normal. Bei Begegnungen mit anderen Menschen fühlte sie sich viel mutiger und ging anderen, auch wenn jemand sie enttäuscht hatte, nicht länger aus dem Weg. Sie wagte, ihren Ärger offen zu zeigen, was ihr ein ganz neues Selbstgefühl schenkte. Sie fühlte sich wohl in ihrer neuentdeckten starken Persönlichkeit und wählte bei den Bestrahlungen immer häufiger ein klares Rot, was ihre Willenskraft zu unterstützen schien. Das tiefe Violett wollte sie allerdings stets als Schutzfarbe im Hintergrund beibehalten.

Klares, leuchtendes Rot unterstützt die Willenskraft

Im August kam sie zum letzten Mal zur Untersuchung und Farbbehandlung. Es ging ihr recht gut und die nächtlichen Ängste waren jetzt durch normale Träume ersetzt worden. Die Welt kam ihr wirklicher vor, und ihr größtes Problem war nun, daß ihre Liebesbeziehungen immer zerplatzten, bevor sie so richtig begonnen hatten. Frau J. meinte, es wäre so leicht, hinter die Fassaden der Männer zu blicken. Sie selbst hatte ihre ängstliche Maske abgelegt und sah jetzt viel gesünder aus. Sie besaß wieder einen lebendigen Gesichtsausdruck, und ihre Augen konnten wieder lachen.

Auswertung und Kritik

Die geschilderten Fälle sind – wie bereits erwähnt – Beispiele für erfolgreiche Behandlungen mit monochromem Farblicht. Ein großer Vorteil bei dieser Form der Farbtherapie liegt darin, daß sich sehr rasch Erfolge einstellen. Oft genügen drei bis vier Behandlungen, dann fühlt sich der Patient geheilt. In der traditionellen analytischen Psychotherapie ist hingegen meist eine recht große Zahl von Sitzungen notwendig, was für viele Menschen aus finanziellen oder auch familiären Gründen eine enorme Belastung darstellt, oft sogar unmöglich ist.

In achtzig Prozent der Fälle greift bereits eine Farbbestrahlung

Aus eigener Erfahrung weiß ich, daß etwa achtzig Prozent der Patienten nach einer einzelnen Farbbestrahlung tiefgreifende Wirkungen verspüren. Ihr seelischer Zustand verbesserte sich schlagartig, und dies macht vor allem Mut. Normalerweise steigt damit das Selbstvertrauen, Gefühle von Machtlosigkeit schwinden. Psychische Störungen werden nicht mehr als schwer heilbar erfahren oder tabuisiert. Letzteres ist sehr wichtig, denn in unserer Kultur sind nervliche oder psychische Leiden stark mit Schamgefühlen verknüpft. Im allgemeinen ist eine psychiatrische Klinik die letzte Adresse, an die wir uns bei seelischen Problemen freiwillig wenden. Das Vertrauen in die Zunft der Psychologen ist recht ramponiert, eine Tatsache, die korrigiert werden muß.

Ähnlich wie bei rein körperlichen Erkrankungen sollte die Psychologie rasche und greifbare Behandlungsmethoden anbieten können. Meiner Ansicht nach sind die heute praktizierten mehrjährigen und oft konturlosen Psychotherapien völlig inakzeptabel. Meist erklärt man die Langwierigkeit der Behandlungsdauer mit der angeblich so komplizierten Struktur unseres Seelenlebens. Die Mechanismen der Psyche sind jedoch wahrscheinlich nicht komplexer als das außerordentlich fein abgestimmte Gleichgewicht unserer Körperfunktionen.

Ein wichtiger Schritt wäre, die Arbeitweise der Psychologen zu entmystifizieren und zu einem viel nüchterneren Dialog einzuladen. Wir sollten erkennen, daß wir alle, wobei der Therapeut eingeschlossen ist, irgendwann im Leben unter seelischen Schmerzen leiden werden. Wir alle tragen seelische Verletzungen in dieser oftmals harten Welt davon, aber viele dieser Wunden sind gar nicht so schlimm, wie sie auf den ersten Blick erscheinen.

Langwierige Psychotherapien sollten entmystifiziert werden

Meiner Meinung nach liegt die Lösung in einem unverfälschten Optimismus, verbunden mit dem festen Glauben an die natürliche Fähigkeit zur Selbstheilung. Viele Patienten könnten sich zu ausgezeichneten Eigentherapeuten entwickeln, wenn man sie nicht entmündigte. Es kann manchmal ausreichen, die emotionalen Wunden gemeinsam auszuwaschen und zu desinfizieren, wonach die Psyche – wie auch der Körper – von alleine heilt. Bei der Wundheilung vertieft sich der Patient ja auch nicht in die Einzelheiten des molekularen Aufbaus von Blutplasma.

Die Selbstheilungskräfte des Patienten aktivieren

Ich bin darüber hinaus der Ansicht, daß es bei einer Gesprächstherapie völlig unpassend ist, an einem im voraus festgelegten Zeitplan starr festzuhalten. Die zeitlich auf fünfzig Minuten begrenzte Therapiestunde erleben viele Patienten als einengend. Indem man sie den Rhythmus frei bestimmen läßt, erhält man viel positivere Resultate. Eine schüchterne und einsilbige Person möchte vielleicht nur ein wenig reden, um dann zu signalisieren, daß es ihr reicht. Jemand, der wirklich sein Herz ausschütten möchte, bekommt eine oder zwei Stunden Zeit zum Erzählen und Fragenstellen.

Am wichtigsten ist jedoch, dem Patienten im Gespräch wieder ein Gefühl der Hoffnung und Zuversicht zu vermitteln. Nach dieser Atempause würde dann die Farbbestrahlung folgen, bei der Worte überflüssig sind. Nun werden Gefühle und Körperreaktionen durch ein fein abgestimmtes Farblicht stimuliert. Der Patient beginnt dabei manchmal zu weinen oder zu lachen; er kann sich erregen oder einschlafen – all dies ist von der Farbkombination und psychischen Ausgangslage abhängig.

Wann ist eine Farbtherapie sinnvoll?

Farbtherapie ist bei psychosomatischen Beschwerden wirksam

Die Farbtherapie entfaltet ihre heilende Wirkung am besten bei neurotischen und psychosomatischen Beschwerden. Rein psychische Störungen wie Unruhe, Angst, Phobien oder Schlaflosigkeit verschwinden oft sehr rasch, aber auch psychosomatische Krankheiten wie Migräne, Magengeschwür, Asthma oder Muskelkrämpfe werden positiv von monochromen Farben beeinflußt. Und bei der Behandlung rein körperlicher Störungen erkennt man in zunehmenden Maße an, daß ein Großteil dieser Erkrankungen ebenfalls psychosomatischer Natur ist.

Monochrome Farben können darüber hinaus bei Erschöpfungszuständen oder bleierner Müdigkeit effektiv sein, da mit der Bestrahlung quasi die leeren Batterien des Körpers rasch aufgeladen werden. Das intensive Licht wird vom Körper im wahrsten Sinne aufgesogen, vor allem in den Wintermonaten ist dieser Lichthunger ganz ausgeprägt.

Recht gute Resultate zeigt die Farbtherapie auch bei unspezifischen Beschwerden, das heißt, wenn ein meist eher diffuses Unbehagen empfunden wird, das sich kaum mit Worten beschreiben läßt. Der Patient mag in einem solchen Fall nach dem Sinn des Lebens suchen, oder er leidet an einer allgemeinen Orientierungslosigkeit. Er hängt in der Luft, und eine Behandlung mit monochromen Farben kann dann wie eine psychische Erdung wirken.

Erdende Wirkung beim Gefühl der Orientierungslosigkeit

Ich habe schon erwähnt, daß die langfristige Wirkung der Farbbehandlung in eine Phase der Stabilität und des Mutes mündet. Das ist dann die Zeit des konkreten Handelns, und viele Patienten wagen nun, das lange Ersehnte, aber nie Gewagte zu verwirklichen. Das kann ein Wechsel des Arbeitsplatzes oder der Wohnung sein, eine neue Ausbildung, Heirat oder aber auch Scheidung. Es gelingt, die Schwelle zwischen Wunschtraum und Wirklichkeit zu überschreiten.

Eine weitere wichtige Grundlage dieser Methode ist die Zusammenarbeit von Patient und Therapeut. Sobald der Heilungsprozeß in Gang gekommen ist, nehme ich als Therapeut eine mehr und mehr untergeordnete Rolle ein. Der Patient erkennt, daß er für seine Genesung das meiste selbst getan hat. Ich habe nur den Startimpuls gegeben, habe Informationen und die Technik der Farblichtbehandlung zur Verfügung gestellt.

Patient und Therapeut arbeiten auf fröhliche Art zusammen

Mein Dialog mit Patienten ist deshalb sehr fröhlich und locker, und ich habe nichts gegen Kritik und persönliche Fragen einzuwenden. Dem

Patienten steht es frei, freundschaftlich mit mir zu lachen oder an mir zu zweifeln. Auch in jeder ernstzunehmenden Wissenschaft sind Zweifel und Kritik die Grundpfeiler für klares Denken. Dogmatismus und ein erstarrter Glauben halten kritische Zungen und humorvolle Kommentare normalerweise nicht aus. Humor hat sich jedoch als ein wichtiges therapeutisches Hilfsmittel bewährt, das sogar Krebs zu heilen vermag.

Der Zeitplan

Ich hatte schon erwähnt, daß die Pausen zwischen den Sitzungen recht lang sind: drei bis sechs Wochen, manchmal auch länger. Dies hat zwei Gründe. Erstens soll der Patient Zeit haben, sich dieser ziemlich intensiven Therapieform psychisch und physisch anzupassen. Das Farblicht muß sozusagen vollständig in alle Schichten eindringen können. Das Ergebnis wird bei häufigerer Behandlung nicht besser. Das Einzigartige der monochromen Lichtwellen besteht gerade in ihrer Langzeitwirkung. Die konzentrierte «Farbmedizin» läßt sich nach der Bestrahlung konservieren, einem optischen Depotpräparat vergleichbar. Viele Patienten, die sich erfolgreich einer Farbtherapie unterzogen haben, melden sich einige Jahre später wieder für eine einzige intensive Bestrahlung an. Sie wollen damit gleichzeitig ihre aktuelle Lebenssituation durchleuchten. Wir nennen dies den «Zehntausend-Kilometer-Service». Der zweite Grund der langen Behandlungspause liegt darin, dem Patienten zu mehr Selbständigkeit zu verhelfen. In der Therapie werden alte Verhaltensmuster abgebaut, und oft bedeutet dies, sich

Monochrome Lichtwellen wirken wie ein Depotpräparat

aus einengenden Beziehungen und falschen Loyalitäten zu lösen. Der Patient ist also gefordert, ein neues Denken zu entwickeln, ohne jedoch dabei seine Persönlichkeit zu verleugnen. Er muß lernen, eigene Beschlüsse zu fassen, auch wenn der Therapeut ihm nicht schützend und stabilisierend zur Seite steht. Die Hilfe des Therapeuten darf also nicht zur Krücke werden, die es dem Patienten erschwert, die Behandlung erfolgreich abzuschließen. In der Krankenpflege nennt man dieses Phänomen «Hospitalisierung»: Der Patient fühlt sich eigentlich sehr wohl in seiner Rolle als Kranker, denn ihm wird viel Sympathie entgegengebracht. Eine Genesung käme dann für ihn einer Katastrophe gleich. Die Farbtherapie spricht hingegen in starkem Maß die Selbstheilungskräfte im Menschen an.

Der Patient erweitert sein Bewußtsein

Farbtherapie eignet sich nicht für jeden

Es gibt Patienten, denen die Farbtherapie überhaupt nicht hilft. Sie machen etwa zwanzig Prozent aus. Zu dieser Gruppe gehören Menschen, die sich so stark an ihre Krankheit klammern, daß man mit einer normalen Anzahl von Behandlungen nur eine geringfügige Heilwirkung erzielen kann. Oder aber diese Patienten spüren eine Verbesserung, können dann jedoch nicht die erhöhten Anforderungen, die die Umgebung an einen gesunden Menschen stellt, bewältigen, und sie lassen sich daraufhin in die scheinbare Geborgenheit der Krankheit zurückfallen.

Eine weitere Gruppe, bei der die Farbtherapie nichts auszurichten vermag, besteht aus Menschen mit schweren Depressionen, die dadurch

Die Farbtherapie verlangt Bereitschaft zur Mitarbeit und Wandlung

erstarrt und kommunikationsunfähig sind, aber auch aus extrem schüchternen Personen, die es nicht wagen, in den Dialog zu treten.

Auch Patienten, die sich im Gespräch notorisch unehrlich zeigen oder bewußt Informationen zurückhalten, sind für die Farbtherapie nicht empfänglich. Das Problem stellen nicht die unbewußten kleinen Lügen oder fabulösen Luftschlösser dar, die ja Teil des Arbeitsmaterials jedes Psychologen sind. Nein, diese Patienten weigern sich tatsächlich, Sachinformationen zu geben, und es macht ihnen Spaß, den Therapeuten in die Klemme zu bringen. Um in der Farbtherapie gute Ergebnisse erzielen zu können, muß der Therapeut vom Patienten jedoch sehr viel Feedback bekommen, denn es gilt, die individuellen Schlüsselfarben zu identifizieren. Ansonsten geht sehr viel an Genauigkeit verloren.

Bei sehr pflegebedürftigen Fällen ist die Farbtherapie überhaupt nicht angebracht. Patienten, die einen intensiven persönlichen Kontakt benötigen, kann mit dieser Behandlung nicht geholfen werden. Auch bei ausgeprägten Phobien und Manien ist eine mehr handfeste Verhaltenstherapie eher zu empfehlen. Psychotische Zustände können ebenfalls nicht mit Farblicht behandelt werden, zum Teil deswegen, weil der Patient bei der Bestrahlung sich nicht entspannen oder im Behandlungsraum nicht stillsitzen kann.

Kinder und alte Leute sind mit Farbtherapie schwer zu behandeln

Kinder und alte Leute zählen schließlich auch zu der Gruppe von Patienten, die mit der Farbtherapie schwer zu behandeln sind. Die Zellreaktionen sind bei alten Menschen so langsam, daß das Ergebnis der Farbbehandlung meist gleich Null ist. Bei Kindern ist es genau umgekehrt, deshalb ist hier äußerste Vorsicht angebracht. Monochromes Licht vermag nämlich intensive Rauschzustände zu erzeugen, was dem ungeschützten Gefühlsleben eines Kindes schaden könnte.

Die Stimulierung des seelischen Bewußtseins

Wie dem auch sei – die meisten der oben beschriebenen Fälle sind auch mit anderen Therapieformen schwer zu behandeln. Die Farbtherapie bietet für viele Menschen jedoch eine elegante Alternative zu herkömmlichen Behandlungsformen an. Eine Vielzahl psychischer Schichten wird gleichzeitig aktiviert, ergänzt durch die rein biochemische Stimulierung der Mikrowelt der Zelle, was dann zu großen körperlichen Veränderungen führt.

Das Ganze kann mit einem ausbalancierten System von Obertönen, bei dem die Frequenz des Grundtons zu vielen harmonischen Resonanzen führt, verglichen werden. Ein Farbreiz, der den Körper blitzschnell aktiviert, hat in erster Linie eine biologische Bedeutung, auf die man unbewußt reagiert. Die genetischen Programme übernehmen die Information. Nennen wir dies den Grundton oder die Grundresonanz. Danach folgt eine Vielzahl von Emotionen oder Obertönen, die in kultischen, archaischen Erinnerungen wurzeln. Magische oder religiöse Traditionen vermischen sich dann mit dem Klangbild. Nationale und politische Nebentöne vibrieren zusammen mit sozialen und kulturellen Erfahrungsmustern, überlagert von erlernten ästhetischen Urteilen. Ein wahres Hologramm baut sich auf.

Ein Hologramm der Farbreize baut sich auf

Aus diesen Gründen ist die Farbe ein facettenreiches und universal verwendbares therapeutisches Instrument. Farbe spannt den weiten Bogen von den animalischen Urinstinkten bis hin zu den intellektuellsten Höhenflügen. Und irgend etwas trifft dabei immer den Kern der Sache.

Farbtherapie will seelisches Bewußtsein stimulieren

Farbtherapie zielt primär darauf ab, seelisches Bewußtsein zu stimulieren. Diese besondere Bewußtseinsstufe ist die Quelle von Inspiration und Intuition. Aus ihr gehen Heldenmut und Kreativität hervor, geniale Eigenschaften, die die meisten von uns als unerreichbar betrachten, die aber wahrscheinlich in uns allen schlummern.

Durch Angst und Hemmungen leben viele Menschen auf einem erbärmlich niedrigen psychischen Niveau. Viel zu viele geben sich mit einem Leben voller Einschränkungen zufrieden. Die einfache Wahrheit lautet jedoch, daß allzu wenig Stimulanz zu psychischer Krankheit führt. Hier findet man auch den Grund für die verschiedenen Depressionen, die Gefühle der Sinnlosigkeit. Und für den, der permanent verzweifelt ist, scheint der Tod oft die einzige Lösung zu sein.

Der Wille wird geweckt, Stagnation und Krankheit zu überwinden

Hier ist die seelische Farbtherapie eine große Hilfe. Sie weckt und entwickelt den Willen als den zentralen Motor des lebendigen Ichs. Der Mensch wird sich seines enormen Potentials bewußt, und in rasantem Tempo beginnt er, Defizite auszugleichen und Stagnation zu überwinden. Das Interessante ist, daß es sich bei diesem Prozeß um eine erwachende innere Sehnsucht handelt und nicht um eine Jagd nach schnellen Vorteilen und Belohnungen. Die eigene innere Kraft kommt auf greifbare und ausgeglichene Weise zum Vorschein. Es geht also dabei um tiefe, umfassende Persönlichkeitsveränderungen, oft um eine völlige Umstrukturierung des individuellen Lebensmusters, wobei die Resultate erstaunlich schnell eintreffen.

Regenbogenfarben und neue Perspektiven des Denkens

Die Metamorphosen der menschlichen Psyche werden in der Mythologie und klassischen Dichtung eingehend beschrieben, dabei jedoch oft hinter esoterischen Begriffen verborgen. Der Schweizer Psychologe C. G. Jung unternahm es, die verstreuten Reste dieses abendländischen magischen Erbes zu sammeln. Seine Forschungen führten ihn dazu, die Existenz von archaischen Erinnerungen eines kollektiven Unbewußten zu postulieren. Bei seinen Analysen von sagenhaften Überlieferungen und dem aktuellen Traummaterial seiner Patienten fand er bemerkenswerte Übereinstimmungen und sich wiederholende Ursymbole. Die kollektiven, unterbewußten Grundmuster variieren demnach kaum zwischen verschiedenen Kulturen und Individuen. Er fand Archetypen wie zum Beispiel die gute Mutter, den jungen Helden oder den unbezwinglichen Löwen, aber auch universal gültige Zeichen wie den Stern, das Kreuz oder die Mondsichel. Machtvolle Symbole haben offenbar schon immer eine große Anziehungskraft auf Menschen ausgeübt.

C. G. Jung und das kollektive Unbewußte

Erhöhen wir nun das Abstraktionsniveau und blicken wir hinter die Bildersprache der klassischen Symbole. Die nächste Stufe der psychischen Identifikation ist demgegenüber vollkommen formlos und offen. Zu dieser Dimension der ge-

Farben als gestaltlose Symbole der Menschheit

staltlosen Symbole zählen die Farben und vor allem die monochromen Lichtfarben, die wir als so wohltuend empfinden, die wir aber so selten erleben dürfen. Die alten Griechen sahen zum Beispiel in den Farben des Regenbogens ein himmlisches Geschenk der Göttin Iris an die Erde. Eine andere Erklärung für diesen wunderbaren Anblick kam ihnen nicht in den Sinn.

Unsere alltägliche Logik, die zum großen Teil auf unserer begrenzten äußeren Wahrnehmungsfähigkeit beruht, versagt aber ebenfalls, wenn wir das Sublime oder Absurde berühren. Selbst unsere psychischen Meßmethoden sind im allgemeinen äußerst unpräzise. Die abendländische Psychologie ist ja erst ein Jahrhundert alt und leidet an ähnlichen Schwachstellen wie die frühe Medizin mit ihren verwirrenden anatomischen Bildern und verschwommenen Vorstellungen von der Funktion und dem Zusammenspiel der verschiedenen Organe.

Die Psychologie beruht generell auf einem überholten Weltbild

Ein Teil der Unklarheit beruht darauf, daß viele Psychologen heute noch an einem mechanistischen naturwissenschaftlichen Denkmodell festhalten, das im siebzehnten Jahrhundert von Isaac Newton entworfen wurde. Dieses Weltbild ist jedoch aufgrund der Forschungen von Albert Einstein, Max Planck, Niels Bohr und Werner Heisenberg in diesem Jahrhundert vollkommen zusammengebrochen. Es zeigte sich, daß unsere gewohnte Auffassung des Universums in Wirklichkeit viele Fehler hat. Das ist schwer zu begreifen, denn seit Urzeiten ist der Mensch daran gewöhnt, nur das Greifbare, Meßbare und Eßbare in den Mittelpunkt zu stellen.

Die Quantenphysik ist ein Ausdruck des neuen wissenschaftlichen Denkens. Sie steht jedoch völlig im Widerspruch zu unserem instinktiven Menschenverstand, und es fällt uns schwer, den notwendigen Paradigmenwechsel zu vollziehen, der auch die Psychologie betrifft.

Es ist natürlich für die Psychologie wünschenswert und erforderlich, sich den Methoden der Atomphysik und Quantenmechanik anzunähern, doch viele ihrer Vertreter verharren hartnäckig in konservativen Positionen. Veraltete und mystifizierende Theoriebildungen gedeihen immer noch und führen zu unwissenschaftlichen Behandlungen mit darauffolgendem menschlichem Leid. Komplizierte Sachverhalte erscheinen oft unbegreifbar oder magisch, bis eine erweiterte Sicht Klarheit bringt.

Ein Paradigmenwechsel ist auch in der Psychologie notwendig

Östliche Weisheit und Psychologie

Der Schweizer Psychiater Medard Boss erzählte, wie er bei Studienreisen in Indien mit paranormalen Phänomenen in Berührung kam. Er traf Yogis von phantastischer Körperbeherrschung und heilige Männer, die auf telepathischem Wege Gedanken lesen konnten. Die Ärzte und Philosophen Indiens bauten ihr Wissen auf tausendjährigen religiösen und psychologischen Traditionen auf. Da sie in einem völlig anderen Denk- und Bewertungssystem lebten, arbeiteten sie auch mit anderen Grundauffassungen als das Abendland.

Einige Unterschiede zwischen hinduistischem und europäischem Denken sind besonders auffallend. Wichtig ist zum Beispiel die Lehre von der Reinkarnation: Die Seele des Menschen wird nach dem Tod ständig wiedergeboren – man könnte es mit einem Kleiderwechsel vergleichen. Den end-

Die Lehre von der Reinkarnation und der Verbundenheit aller

gültigen Tod gibt es demnach nicht. Eine andere Grundhaltung ist, nicht allzu scharf zwischen Subjekt und Objekt zu unterscheiden (womit sich auch die Theoretiker der Quantenphysik in den zwanziger Jahren unseres Jahrhunderts beschäftigt haben). Nach der alten Weisheitslehre kommt man der Realität wesentlich näher, wenn man die Dualität zu überwinden vermag. Damit verblaßt die Grenze zwischen dem Ich und dem Du. Die Gefühle, die den einen bewegen, werden folglich vom anderen simultan aufgenommen.

Auch die Verfassung des Therapeuten entscheidet über den Heilerfolg

Eine Konsequenz dieses Modells ist, daß der Therapeut in guter körperlicher und mentaler Verfassung sein sollte, wenn er eine Behandlung beginnt. Seine Geistesverfassung wird sich nämlich wie ein positives Virus auf den Patienten übertragen. Dahinter verbirgt sich jedoch mehr als nur eine besondere Portion Mitgefühl. Gelingt es nämlich, dem Kranken Hoffnung und Mut einzuflößen, tritt etwas Erstaunliches ein: Wird die richtige Gemütslage getroffen, vermag sich der Patient selbst zu heilen. Er benötigt eventuell wie im Theater nur noch einige Requisiten, damit der Zaubertrick, den man auch Placebo-Effekt nennt, funktioniert.

Welche Methode man auch wählt, klar ist, daß seelisches Wohlbefinden das Immunsystem und den Kreislauf stärkt sowie die Wundheilung unterstützt. In einer fröhlichen, erwartungsvollen Stimmung produziert das Gehirn ganz automatisch Dutzende von hilfreichen Hormonen und Botenstoffen. Die bekanntesten sind die schmerzstillenden Endorphine.

Viele Menschen haben ein Beispiel dafür gegeben, daß ein optimistischer und starker Geist fast unsterblich ist. Im Gegensatz dazu wissen wir leider auch von vielen geistig zerrütteten und verzweifelten Menschen, die ihren Körper und ihre Psyche mit ihrer Hoffnungslosigkeit vergiften.

Grundbedürfnisse des Menschen

In den fünfziger Jahren untersuchte der amerikanische Psychologe Abraham Maslow die grundlegenden menschlichen Bedürfnisse und Lebensziele. Er machte seine Forschungen am Beispiel des folgenden Stufenmodells deutlich:

Das Stufenmodell nach Abraham Maslow

        Verwirklichung
        Kultur
        Kontakt
        Geborgenheit
        Überleben

Die unterste Stufe in Maslows Modell umfaßt die rein körperlichen Bedürfnisse: Luft, Nahrung und Kleidung. Werden sie befriedigt, folgt das Bedürfnis nach Geborgenheit und Stabilität, danach der Wunsch nach sozialem Kontakt und Zuneigung sowie der Wunsch nach kultureller Verfeinerung. An oberster Stelle steht die völlige Selbstverwirklichung, bei der der Mensch seine Grenzen überschreitet.

In der klassischen Farbtherapie wird das menschliche Bewußtsein in sieben Kategorien eingeteilt, was im großen und ganzen mit Maslows Theorie übereinstimmt. Jede Farbe kennzeichnet eine besondere Ebene menschlicher Aktivität.

Rot entspricht den Instinkten und den rein animalischen Trieben.

Orange symbolisiert Gefühle und
Gelb die Sphäre der Gedanken.
Grün ist die Farbe der Träume und des Bedürfnisses nach dem Unwirklichen.
Blau kennzeichnet die Stufe der intuitiven Weisheit, während
Indigo dem visionären Scharfblick entspricht.
Violett bezeichnet schließlich die Willenskraft und die Vervollkommnung des eigenen Ichs.

Die drei zuletzt skizzierten Farbebenen entsprechen einem sehr fortgeschrittenen Bewußtseinszustand oder der Selbstverwirklichung. Diese hohe Ebene ist im allgemeinen in unserer materialistischen Gesellschaft nicht vertreten. Die heutige abendländische Erlebniswelt endet meist bei den Träumen. Die darüberliegenden Stufen werden dann als unseriöse Metaphysik abgelehnt. Das Gegenteil trifft jedoch zu: Diese Bewußtseinsebenen sind äußerst real und wirklichkeitsnah. Der Eindruck, daß sie schwer faßbar seien, ist eher ein Zeichen, daß die normale Sprache sie nur unzureichend zu beschreiben vermag. Dasselbe Problem erlebt heute ein Physiker, wenn er versucht, moderne Forschungsergebnisse in Alltagssprache umzusetzen.

Neue Bewußtseinsebenen erforschen und mit Leben füllen

Therapien, die zum Herzen sprechen

Wir haben schon feststellen können, daß man mit Hilfe der Farben ganz elegant durch verbale Schranken schlüpfen kann. Das Gekünstelte von sprachlichen Konzepten kann auch durch andere nonverbale Behandlungsformen umgangen werden. Die wortlosen Therapien erreichen problemlos direkt das Herz.

In Österreich, Frankreich und England ist zum Beispiel die Musiktherapie eine anerkannte Behandlungsform bei psychischen Störungen. Für den Patienten werden bestimmte Musikstücke individuell zusammengestellt – zum Anhören oder auch zum Tanzen. Die Musik dient ebenso als Untermalung für rhythmische Bewegungen, die den Körper zusätzlich stimulieren.

Musiktherapie oder Aromatherapie erreichen direkt das Herz

Düfte und Gerüche eröffnen ebenfalls einen nonverbalen Weg zur Psyche. Ein geschickter Parfümeur kann mit aromatischen Kompositionen Gefühle, die nicht vom Verstand kontrolliert werden können, hervorlocken.

Wir leben in einer Gesellschaft, in der die Überbetonung des Verstandes und des Materiellen dem einzelnen wenig Raum für eigene Kreativität bietet. Technologisch gesehen leben wir bereits im Atom- und Raumfahrtzeitalter; in Philosophie, Psychologie oder Religion sind allerdings keine vergleichbaren Durchbrüche geschafft worden. Die Uhr scheint hier stehengeblieben zu sein.

Als vorwärtsstrebende, sich entwickelnde Geschöpfe benötigen wir Menschen nuanciertere Ausdrucksmöglichkeiten als das alte dualistische Schwarzweißdenken. Hier bieten Farbtherapie und Farbdenken interessante Möglichkeiten an. In aller Stille erinnern uns die Farben an eine größere, allumfassende Wirklichkeit. Sie öffnen uns neue Wege und wirken befreiend.

Farben erinnern an eine größere, allumfassende Wirklichkeit

Mit ihrer Hilfe ist vielleicht auch die alte These zu entkräften, daß nichts ohne seinen Gegensatz existiere. Nonsens! Ich kann sehr wohl von blühender Gesundheit sein, ohne zuvor an schlimmen Schmerzen gelitten zu haben. Vielmehr ist jede Erscheinung im Leben etwas Einzigartiges und das ewige Suchen nach Antithesen vielleicht vollkommen paranoisch. Ein Vogel ist ja wirklich kein Gegensatz zum Fisch, genausowenig wie die Rose im Gegensatz zur Lilie steht. Insofern steht auch das Gehirn nicht im Widerspruch zum Herzen...

Farbpsychologie im Alltagsleben

Sie haben die Farben nun wirklich gründlich kennengelernt, und Sie können sie möglicherweise sogar als lebendige Persönlichkeiten begreifen, die ganz bestimmte Eigenschaften besitzen. Sie haben sich über ihre therapeutischen Wirkungen informiert und wissen, daß Farben Krankheiten zu bekämpfen vermögen.

Dieses Buch möchte Ihnen die Augen öffnen, so daß Sie die Farben um Sie herum deutlicher wahrnehmen. Sie sollen in die Lage versetzt werden, die für Sie geeigneten Farben konsequenter und bewußter im Alltag einzusetzen. Die Beispiele für den praktischen Gebrauch von Farben sind natürlich zahlreich.

Mit Farben bewußter im Alltag umgehen

Vielleicht wollen Sie sich mit Hilfe einer psychologisch abgestimmten Farbwahl eine ganz persönliche Garderobe zusammenstellen und damit Ihre Individualität unterstreichen. Vielleicht sollen Farben Ihnen in Ihrem Privatleben zu mehr Energie verhelfen. Die Farbgestaltung Ihres Zuhauses ist sehr wichtig, um eine Atmosphäre von Geborgenheit, Ruhe und Vertrauen zu schaffen. Überlegen Sie daher genau, wie Sie Ihr Heim farblich dekorieren wollen, und achten Sie sorgfältig auf die Farbbotschaften. Wählen Sie gezielt Farben aus, um optimale Effekte zu erreichen. Vermeiden Sie es, zu viele Farben gleichzeitig einzubringen, da dadurch ein widersprüchlicher Eindruck entstehen könnte. Auch im Büro, in der Schule oder Fabrik ist es wichtig, sich mit Farben zu umgeben, die zur körperlichen und seelischen Ausgeglichenheit beitragen. Überlegen Sie doch einmal, ob Sie an Ihrem Arbeitsplatz nicht neue Farbklänge einführen könnten, die Ihren Arbeitseifer beflügeln würden! Gerade dann, wenn Sie im Pflege- oder medizinischen Bereich tätig sind, gewinnen Farben eine ganz besondere Bedeutung. Kranke, schwache oder behinderte Menschen brauchen nämlich besonders viel Rücksicht. Die Farben sollten hier unter therapeutischem Aspekt eingesetzt werden, deshalb sind die körperlich-seelischen Auswirkungen der angewendeten Farben vorher gründlich zu studieren.

Lebenssituationen verändern sich manchmal unglaublich schnell. Vielleicht brauchen Sie besondere Farbkenntnisse in Ihrem Beruf, vielleicht wollen Sie sich auch nur im Alltag wohler fühlen. Wenn Sie in sich ein Gefühl der Unausgeglichenheit verspüren, ist es auf jeden Fall an der Zeit, den Farben mehr Aufmerksamkeit zu widmen.

Selbstbehandlung mit Farben

Farben sind genauso wichtig wie die tägliche Ernährung

Natürlich muß man nicht erst krank werden, um sich für die Farbtherapie zu interessieren! Wenn Sie die Farben in Ihrem Alltagsleben klug arrangieren, werden Sie schnell feststellen, daß sich Ihr Energiehaushalt ausgleicht. Die Farbstimulanz kann man ganz gut mit der täglichen Nahrungsaufnahme vergleichen. Heute wissen die meisten, wie wichtig eine ausgewogene Ernährung ist. Mit Ihren Farben sollten Sie es genauso halten! Vermeiden Sie Übertreibungen und belasten Sie sich nicht auf Dauer mit monotonen Farbdiäten.

In der Natur herrscht ständiger Wandel, und sie ist reich an bunten Variationen: Der Winter zeigt nicht dieselben Farben wie der Sommer, der Herbst einen anderen Farbklang als der Frühling. Das Morgenlicht unterscheidet sich von der Abenddämmerung, und das Dunkel der Nacht ist etwas völlig anderes als das gleißende Mittagslicht. Diese zyklischen Farb- und Lichtveränderungen prägen uns von jeher. Um gesund zu sein, sollten wir uns deshalb diesen natürlichen Grundmustern anpassen. Naschen Sie daher ein wenig von jeder Farbgruppe, und versuchen Sie, Ihren eigenen Farbrhythmus zu finden. Das dient dem Wohlbefinden und ist ein ziemlich guter Schutz vor Krankheiten.

Den eigenen Farbrhythmus finden und Ungleichgewichte ausbalancieren

Natürlich haben wir es alle schon erlebt, daß wir uns müde, abgespannt und auf die ein oder andere Weise krank fühlten. Dann reicht die normalerweise ausbalancierte Farbkost vielleicht nicht mehr aus. Um die Lebenskraft wiederherzustellen, ist eine zielgerichtete Farbtherapie nötig. Am besten ist es natürlich, einen Farbtherapeuten aufzusuchen und sich dort einer gründlichen Diagnose und Behandlung zu unterziehen. Aber viele haben diese Möglichkeit nicht, und deshalb stelle ich Ihnen im folgenden eine kleine Hausapotheke zusammen, deren Rezepte ganz leicht anzuwenden sind.

Vielen einfachen Leiden kann man mit etwas Geschick schon sehr frühzeitig abhelfen. Gegen Krämpfe etwa oder Streß-Symptome sollte man sofort etwas unternehmen. Wenn sich die Beschwerden allerdings verstärken oder chronisch werden, sollten Sie sofort zum Arzt gehen! In

Bei akuten Erkrankungen immer ärztlichen Rat einholen

153

wirklich akuten Fällen, bei schweren Verletzungen, Unfällen oder in Krisensituationen brauchen Sie professionellen Rat.

Farben für einfache Hauskuren

Farbtherapie im Alltag verlangt Achtsamkeit gegenüber Körper und Seele

Die kleine Hausapotheke ist natürlich ein ganz einfaches Hilfsmittel, und sie sollte mit Bedacht angewendet werden. Wenn Sie sich dafür entscheiden, Farben für Ihre eigene Alltagstherapie zu benutzen, sollten Sie so aufmerksam wie möglich vorgehen. Beobachten Sie sich selbst genau, und studieren Sie die Unausgewogenheiten, die Sie ausbalancieren wollen. Die Grenze zwischen Körper und Seele ist oft sehr fließend, und es kann manchmal sehr schwierig sein, konkrete Ursachen herauszufinden. Bedenken Sie auch, daß wir alle Experten im Selbstbetrug sind und viele unsere Probleme hausgemacht sind.

Wenn Sie Farben für sich selbst anwenden, werden Sie rasch wirkungsvolle psychische Effekte feststellen. Die Farben stimulieren vor allem unser Unterbewußtsein, und viele innere Knoten lösen sich spontan. Sie werden leichter Sie selbst sein können, und andere werden Sie deutlicher wahrnehmen. Wenn es Ihnen gelingt, eine bessere Kommunikation mit sich selbst und Ihrer Umgebung aufzubauen, vermeiden Sie viele Quellen für Disharmonie.

Die Farbskala für eine unkomplizierte Eigentherapie zu Hause umfaßt die acht Grundfarben, wobei ich Indigo, Ultraviolett und Infrarot aus praktischen Gründen fortlasse. Wir arbeiten also mit vier Farbpaaren, die Vorteile dieser Kombination werden Ihnen sofort einleuchten. Als Therapiefarben verwenden wir Rot und Grün, Gelb und Blau, Orange und Türkis, Gelbgrün und Violett. Sie fungieren sowohl als Kontrast- als auch als Komplementärfarben, denn beispielsweise zuviel Grün braucht oft Rot, um die Balance wiederherzustellen.

Die Therapiefarben der Hausapotheke

Außerdem erläutere ich Ihnen die drei Schattierungen jeder Grundfarbe: Vollton, Pastell- und Halbton, die alle etwas verschiedene Wirkungen haben. Ein gesundes Auge erfaßt etwa Hunderttausende verschiedener Nuancen. In unserer kleinen Hausapotheke steht uns also wirklich nur eine sehr begrenzte Palette zur Verfügung. Ich hoffe aber, daß Sie damit trotzdem genügend Hilfe finden, im Alltag etwas für Ihre Gesundheit und seelische Harmonie zu tun.

Jede Farbmedizin wird ausführlich vorgestellt: Allgemeine Informationen über Grundstimmung und Symbolwert der Farbe stehen an erster Stelle. Dann folgt eine Liste der psychischen Symptome, die positiv auf die vorgestellte Farbe ansprechen oder wo Farben negative Wirkungen haben und daher vermieden werden sollten. Aufgezählt werden anschließend die körperlichen Beschwerden, denen man normalerweise mit einer Farbkur beikommen kann, genauso aber auch diejenigen, bei denen diese spezielle Farbe nicht angewendet werden sollte. Und schließlich zeige ich Ihnen auch die drei Hauptvarianten jeder Farbe und eine einfache Balanceregel.

Viel Spaß und Erfolg beim Umgang mit den heilkräftigen Farben!

ROT ALS FARBMEDIZIN

Farbsymbolik: Rot symbolisiert Blut und Stärke. Generell ist Rot ein Farbsignal, das uns aktiviert –

Vorsicht bei der Dosierung von Rot

zu mehr Mut, Stärke, Wärme und körperlicher Liebe. Die Wirkung zeigt sich unmittelbar und direkt. Rot kann in zu großer Dosis wie ein Schock wirken. Es berührt keinesfalls intellektuelle oder philosophische Aspekte, sondern stimuliert die animalische Seite des Menschen.

Für die Seele: Als Psychomedizin wird Rot angewendet, wenn man sich ängstlich, schwach, minderwertig, unentschlossen, deprimiert, scheu oder gehemmt fühlt. Rot sollte vermieden werden bei Gefühlszuständen wie Wut, Haß, Panik, bei Erregbarkeit oder sehr starkem Sexualtrieb.

Für den Körper: In der klassischen Farbtherapie sagt man, daß Rot Blut, Leber und Galle stimuliere. Rot wird häufig angewendet bei niedrigem Blutdruck, bei Blutarmut, Muskelschwäche, Unterkühlung, Leberschwäche und Kurzsichtigkeit. Rot darf nicht angewendet werden bei einer Tendenz zu hohem Blutdruck, bei Epilepsie, Fieber, Brandwunden, Schweißausbrüchen, überdehnten Muskeln oder Weitsichtigkeit.

Farbnuancen: Wenn Sie sich für klares, leuchtendes Rot entscheiden, betont das die Aspekte von Mut und Energie, der Pastellton Rosa dagegen eher die romantische Liebe. Dunkelrot ist ein Ausdruck von verdichteter Kraft.

Balanceregel: Menschen, die stark von Rot angezogen werden, brauchen oft einen Schuß Grün, um ihre dominante Persönlichkeit etwas zu dämpfen.

GRÜN ALS FARBMEDIZIN
Farbsymbolik: Grün ist der Wald und das Spiel. Die allgemeinen Charakteristika von Grün sind, daß es das Natürliche, Kindliche, Künstlerische und Weiche in uns hervorlockt. Grün ist eine

Therapiefarbe, die eigentlich viele sehr nötig hätten, die aber nicht so populär ist. Ein in Grüntönen gestalteter Raum erinnert an einen Dschungel und wirkt sofort entspannend und ausgleichend. Gleichzeitig hält man jedoch Grün für kindlich und naiv, Eigenschaften, die in unserer modernen Gesellschaft nicht immer geschätzt werden.

Für die Seele: Grün verwendet man, wenn man es mit Geiz, Traumlosigkeit, Gefühlskälte, Selbsthaß, Unmusikalität oder Kummer zu tun hat. Es sollte nicht angewendet werden bei Menschen, die seelisch überempfindlich und verletzbar, eifersüchtig, überspannt oder Tagträumer sind.

Für den Körper: Schon seit Urzeiten hält man Grün in der medizinischen Farbtherapie für eine Farbe, die den Rhythmus von Herz und Nieren ausbalanciert. Deswegen verschreibt man sie gern Patienten mit Herzrhythmusstörungen oder schwachen Nieren. Aber auch bei Magengeschwüren, Allergien, Augenermüdung sowie bei Anzeichen vorzeitigen Alterns ist Grün die optimale Farbe. Das lichte Grün kann keine körperlichen Beschwerden oder Gegenreaktionen hervorrufen.

Grün kann weder überdosiert werden noch Gegenreaktionen auslösen

Farbnuancen: Leuchtendes Grün ist die Farbe, die in erster Linie an die Natur erinnert, während das weichere Hellgrün eher die Kindlichkeit anspricht. Dunkelgrün dagegen verkörpert Reichtum und Stabilität.

Balanceregel: Menschen, die stark von Grün dominiert sind, sollten etwas mehr Rot anwenden, um entscheidungsfreudiger zu werden, und somit für unsere Ellbogengesellschaft besser gerüstet zu sein.

Gelb als Farbmedizin

Farbsymbolik: Gelb ist die Sonne und die Wachheit. Im großen und ganzen kann man Gelb als Stimulanz für Gedankenkraft, Erinnerungsvermögen, Sprachtalent und Entschlußfreudigkeit beschreiben. In der Therapie wirkt Gelb wie das Licht oder wie eine elektrische Aufmunterung. Es ist intensiv wie ein Sonnenstrahl. Gelb scheint in der abendländischen Kultur wenig beliebt zu sein. Dennoch ist es gerade im Winter eine besonders heilkräftige Farbe. In kleinen Dosen zur rechten Zeit angewendet macht es auch nicht nervös.

Für die Seele: Gelb wirkt wie ein Katalysator für die mentale Ebene und ist besonders zu empfehlen bei Vergeßlichkeit, Phantasielosigkeit, Aberglaube und Langsamkeit. Gelb ist wohltuend, wenn Sie Anzeichen von Streß, Irritation, Nervosität oder Hochmut feststellen.

Für den Körper: Traditionell verbindet man Gelb mit dem Solarplexus und dem Nervensystem. Es ist besonders nützlich bei Müdigkeit, Übergewicht sowie Lese- und Schreibschwierigkeiten. Wer unter Migräne, fixen Ideen (Manien) oder Schlafstörungen leidet, sollte Gelb allerdings meiden.

Schlafstörungen und Migräne vertragen sich nicht mit Gelb

Farbnuancen: Das reine Gelb steht für Gedankenschärfe und Schnelligkeit, während Hellgelb eher kennzeichnend für Neugier und Experimentierlust ist. Statt Dunkelgelb existiert nur Olivbraun, eine Nuance, die entsteht, wenn man reines Gelb mit Schwarz mischt.

Balanceregel: Wenn Sie glauben, Gelb sei in Ihrer Persönlichkeit überrepräsentiert, sollten Sie es mit Blau ausgleichen, um mehr Ruhe und Souveränität zu gewinnen.

Blau als Farbmedizin

Farbsymbolik: Blau ist die Nacht und die Ruhe. Mit Blau assoziieren wir Entspannung, Würde und Intuition. Blau ist eine sehr beliebte Farbe, denn der hyperaktive Mensch von heute braucht schließlich so gut wie immer ein blaues Ruhekissen! Die Erde wird auch der «blaue Planet» genannt, und das blaue Farbgewölbe des Himmels ist vielleicht unsere älteste Farbinformation.

Für die Seele: Blau verwendet man für die Seelentherapie, wenn man von Wut, Unruhe, Streß, fixen Ideen oder Aggressionen geplagt wird. Dunkelblau übt allerdings einen negativen Einfluß auf manche Menschen aus. Wer zu Müdigkeit, Langsamkeit und Depressionen neigt, sollte Blau aussparen.

Für den Körper: Man weiß, daß Lungen und Hals gut auf eine Behandlung mit Blau ansprechen. Blau wird verschrieben gegen Asthma, Stottern, Schweißausbrüche, Fieber, Kopfschmerzen, hohen Blutdruck, Schlaflosigkeit, Ekzeme, Weitsichtigkeit, Krämpfe und bei einer Veranlagung zu Epilepsie. Bei niedrigem Blutdruck, Muskelschwäche, Abspannung und Kurzsichtigkeit sollten Sie diese Farbe nach Möglichkeit meiden.

Kurzsichtige sind mit Blau schlecht beraten

Farbnuancen: Reines Blau betont Qualitäten wie Ruhe und Ausgeglichenheit, während Hellblau Offenheit und Klarheit anregt. Dunkelblau weckt einen Eindruck von Autorität und Unerschütterlichkeit.

Balanceregel: Wenn Sie merken, daß die schweren, blauen Eigenschaften zuviel Raum einnehmen in Ihrem Leben, können Sie ein wenig Gelb als Gegengewicht einsetzen. Das kann Ihnen den extra Schuß Lebhaftigkeit und Schnelligkeit geben, den Sie brauchen.

Orange als Farbmedizin

Farbsymbolik: Orange ist das Feuer und die Nähe. Orange steht für Vertrauen, Gefühl, Feststimmung und Freundschaft. Das Herdfeuer ist seit Urzeiten der Mittelpunkt geselligen Lebens gewesen, hier suchte man auch Schutz vor Gefahren. Daher ist Orange eine sehr beliebte Nuance mit starken, symbolischen Bedeutungen.

Für die Seele: Orange ist ein phantastisches Mittel, wenn Sie sich einsam, unsicher oder gehemmt fühlen. Wie alle anderen Farben hat aber auch Orange seine Grenzen. Besonders dunkles Orange sollten diejenigen meiden, die sich eigensinnig, überheblich, materialistisch oder zu sehr von der Gesellschaft abhängig fühlen.

Für den Körper: Meiner Meinung nach regt Orange in erster Linie die Magen- und Darmfunktionen an. Deswegen empfiehlt man es gerne als Medizin für alle, die Probleme mit der Verdauung, schlechten Appetit oder Eßstörungen haben, die unter einem empfindlichen Magen, langsamer Peristaltik oder Krämpfen leiden. Für Menschen, die zuviel essen und trinken, ist Orange dagegen überhaupt nicht geeignet.

Orange sabotiert Ihre Diätpläne

Farbnuancen: Wenn Sie Orange anwenden, sollten Sie die unterschiedlichen Farbnuancen beachten. Reines Orange hebt Geborgenheit, Gemütlichkeit und emotionale Wärme hervor, während der Pastellton (auch Aprikose genannt) ungezwungener und leichtfüßiger wirkt. Dunkles Orange nennen wir Braun, die Farbe der Erde, der Gemeinschaft und der Vorsicht.

Balanceregel: Wenn Sie denken, daß Sie zuviel Orange verwenden, ist es angebracht, eine Prise Türkis hinzuzufügen, um ein sachlicheres und nüchternes Bild von sich selbst zu erhalten.

Türkis als Farbmedizin

Farbsymbolik: Türkis steht für Kühle und Beherrschtheit. Türkis hebt die Tugenden von Distanz, Reinlichkeit und Nüchternheit hervor. Es ist die kälteste aller Farben, und sie war früher bei den nordeuropäischen Völkern überhaupt nicht gebräuchlich. In heißeren Klimazonen dagegen war Türkis eine wichtige Farbe für Innendekorationen, Schmuck und in der Therapie.

Für die Seele: Für die Seele nutzt man gern die kühlende Wirkung von Türkis, um ein Übermaß an Leidenschaft, Leichtsinn, Schlamperei, Gruppenabhängigkeit oder um Rauschzustände zu bekämpfen. Man weiß, daß Türkis für Menschen ungeeignet ist, deren Leben von Einsamkeit, Prüderie, Pendanterie, Verachtung und kühler Distanziertheit geprägt ist.

Für den Körper: Türkis ist keine der sieben klassischen Therapiefarben. Deshalb findet man auch keine korrespondierende Farbe in der traditionellen Farbmedizin. Man kann es aber anwenden gegen Sonnenstich, Hitzschlag, Brandwunden und kleinere Infektionen, da die Farbe eine antiseptische Wirkung besitzt. Wenn Sie aber leicht Frösteln oder unter Kreislaufproblemen leiden, besteht bei Türkis eine Kontraindikation. Verboten ist Türkis auch bei Anorexie.

Kontraindikation bei schlechter Durchblutung und Anorexie

Farbnuancen: Die Farbe hat unterschiedliche therapeutische Wirkungen, je nach ihrer Nuance. Reines Türkis ruft Sachlichkeit und Klarheit hervor, helles Türkis betont das Kühle und Reine, dunkles Türkis dagegen das Ordentliche.

Balanceregel: Wenn man eine starke Vorliebe für Türkis hat, sollte man ein wenig Orange hinzufügen. Es bildet ein lebendiges Gegengewicht von Wärme und froher Geselligkeit.

Gelbgrün als Farbmedizin

Farbsymbolik: Gelbgrün erinnert an junges Gras und fröhliches Lachen. Der verläßlichste Effekt von Gelbgrün besteht darin, daß es Spontaneität und Freiheitsliebe weckt. Wie in vielen anderen Sprachen auch hat diese Farbe im Deutschen keinen eigenen Namen. Wenn sie in der Natur vorkommt – etwa bei jungen, sprießenden Trieben –, verlockt sie Mensch und Tier zu Leichtsinn und Übermut.

Für die Seele: In der seelischen Farbtherapie wird die frische Farbe von Gelbgrün empfohlen, um Düsterkeit, Bigotterie, Grübelei, Schuldgefühle, starres Festhalten an Konventionen und Askese zu bekämpfen. Das heißt auch, daß man Gelbgrün meiden muß bei Menschen, die kindisch, unzuverlässig oder unkontrolliert sind.

Unzuverlässigkeit wird durch Gelbgrün noch verstärkt

Für den Körper: Gelbgrün zählt ebensowenig wie Türkis in der Körpertherapie zu den traditionellen Farben, deshalb fehlen auch hier erprobte Rezepte. Gelbgrün besitzt im übrigen vor allem psychische Wirkungen.

Farbnuancen: Reines Gelbgrün stabilisiert das Gesunde und Bodenständige, während helles Gelbgrün eher zu Leichtsinn und Fröhlichkeit inspiriert. Dunkles Gelbgrün gibt es nicht, mit Schwarz gemischt entsteht nämlich ein Olivton.

Balanceregel: Wenn man sich von Gelbgrün sehr angezogen fühlt, sollte man violette Töne wählen, um mehr Ausgeglichenheit zu erreichen. Man findet dann zu einer sachlicheren und pflichtbewußteren Lebenseinstellung.

Violett als Farbmedizin

Farbsymbolik: Violett ist der Wein und das Entzücken. Hauptsächlich steht Violett für Inspiration, Genialität und Willenskraft. Diese Farbe wird auch häufig in religiösen und rituellen Zusammenhängen verwendet: Altarschmuck, Priestergewänder, Kardinalsmäntel oder der Abendmahlswein sind bekannte Beispiele. In einigen Ländern tragen Witwen als Zeichen ihres Kummers Violett, und in der Liturgie steht die Farbe für Buße.

Für die Seele: Violett ist eine sehr machtvolle Farbe, die man mit gebührendem Respekt verwenden sollte. Folgende Zustände werden von Violett gelindert: Gefühle von Hoffnungslosigkeit und Mittelmäßigkeit, Atemnot, fehlende Lebensziele und Trägheit. Violett ist die seriöseste und tiefgründigste Farbe, die man auf jeden Fall bei übertriebenem Pflichtgefühl, bei Schwermut, Schuld- und Schamgefühlen religiösem oder moralischem Fanatismus vermeiden sollte. Bei latentem Wahnsinn, Paranoia oder Realitätsflucht ist sie sogar kategorisch verboten.

Verboten ist Violett bei latentem Wahnsinn und Realitätsflucht

Für den Körper: In der traditionellen Farbtherapie ist Violett die Farbe, von der man sagt, sie stärke die Hirnaktivität. Deshalb wandte man sie vor allem bei der Behandlung von Migräne und Knochenschmerzen an. Sie hat schmerzstillende Eigenschaften und kann in manchen Fällen eine örtliche Betäubung ersetzen. Personen, die Sonnenbrand haben, sollten ihre Haut nicht dieser Farbe aussetzen.

Farbnuancen: Reines Violett hat die stärksten medizinischen Wirkungen und verstärkt außerdem psychische Eigenschaften, die wir als herausragend oder genial empfinden. Helles Violett heißt manchmal auch Flieder und ermuntert zu künstlerischer Freiheit, während dunkles Violett eher Frömmigkeit und Pflichtgefühl betont.

Balanceregel: Wenn Sie wissen, daß Violett eine dominierende Farbe in Ihrem Leben ist, sollten Sie auf jeden Fall mit Gelbgrün für einen Ausgleich sorgen. Dann werden Sie in Ihren Gefühlen die Spontaneität finden, die Sie vermissen.

Farbtips für Zuhause

Bestimmt fragen Sie sich jetzt, wie Sie in Ihrem Alltag all das optimal anwenden können, was Sie gerade gelernt haben. Wie bereits gesagt, aus therapeutischer Sicht ist es am besten, wenn Sie einen Farbtherapeuten konsultieren und sich mit monochromem Farblicht behandeln lassen. Es gibt aber auch einfachere Alternativen, die sich als gute Hilfe bewährt haben. Unsere Vorfahren kannten ja bereits wirksame Farbtherapien, lange bevor die reinen, monochromen Farben überhaupt entdeckt wurden. Wir sind heute in der glücklichen Lage, uns sowohl Rat bei der alten Volksmedizin holen zu können, als auch von den modernen technischen Hilfsmitteln unserer Zeit zu profitieren.

Farbtherapie im Alltag wirkt am leichtesten über die Kleidung

Wenn man im privaten Umfeld mit Farbtherapie arbeiten will, ist es am einfachsten und vielleicht auch verbreitetsten, dies über die Kleidung zu tun. Schauen Sie sich Ihre Garderobe einmal an, und zwar diesmal nicht unter den Gesichtspunkten von Ästhetik oder Mode. Berücksichtigen Sie lieber bei Kleiderkäufen künftig die psychischen oder physischen Wirkungen der Farben; Sie werden dann merken, wie hier die richtige Farbwahl zu Ihrer Ausgeglichenheit beiträgt. Vergleichen Sie es mit der Ernährung: Wenn man sich nur auf seine Lieblingsspeise beschränkt, läßt man leicht Aspekte wie Nährwert, Vitamingehalt oder Ballaststoffe außer acht.

Wenn Sie also unter einem Anfall von Migräne leiden, sollten Sie nicht gerade eine gelbe Mütze tragen; wenn Sie aber dauernd kalte Füße haben, sind rote Socken wiederum genau das richtige für Sie. Bei Halsschmerzen hilft zum Beispiel ein blauer Schal; wenn Ihr Magen empfindlich ist, sollten Sie es ruhig einmal mit der Farbe Orange in Bauchhöhe versuchen. Falls die Farbe, die Sie brauchen, für das Alltags- oder Berufsleben zu kräftig oder unpassend ist, gibt es eine diskrete Lösung. Therapiefarben kann man auch sehr gut unauffällig im Verborgenen tragen, zum Beispiel als Unterwäsche oder Innenfutter.

Beziehen Sie auch die natürliche Struktur der verschiedenen Textilien in Ihre Überlegungen mit ein, denn die Farben sollten mit den Materialien harmonieren. Wolle ist wärmend und paßt daher besonders gut zu Rot. Leinen dagegen wirkt eher kühlend und eignet sich vor allem für eine Kombination mit Blau.

Das Material der Kleidung unterstützt die Farbwirkung

Naheliegend ist es auch, farbige Schmucksteine als Farbquelle zu benutzen. Sie können die Steine ganz traditionell als Halskette, Ring oder Brosche tragen. Genausogut ist es möglich, einen besonderen Stein in der Rock- oder Hosentasche aufzubewahren und ihn ab und zu als Farbstimulus hervorzuholen.

Es gibt noch einen viel raffinierteren Weg, sich die Farben bequem zunutze zu machen. In der Kosmetik verwendet man Farben in Form von Puder, Maskara oder Lippenstift direkt auf der Haut, und das hat natürlich bio-psychologische Konsequenzen. Frauen tun gut daran, sich dessen zu erinnern und beispielsweise jetzt wirklich nicht

Die Gesundheit durch die richtigen Einrichtungsfarben stärken

länger blauen Lidschatten zu tragen, wenn sie unter Kurzsichtigkeit leiden sollten. Genauso ist Hitzköpfen davon abzuraten, sich die Haare rot zu färben.

Gehen wir einen Schritt weiter, so gelangen wir zum nächsten wichtigen Farbbereich: unser Zuhause und seine Einrichtung. Wenn Sie feststellen, daß Ihre Stimmung oder Ihre Gesundheit selten stabil sind, müßten Sie sich Ihre Wohnung einmal genau anschauen. Die Farbnuancen von Tapeten, Teppichen, Möbeln, Gardinen, Bettzeug, Bildern und Lampen sollten nämlich nicht nach dem Zufallsprinzip ausgewählt werden.

Wenn Sie an Schlafstörungen leiden, sollte Ihr Schlafzimmer in Blau gehalten sein, so daß Muskeln und Herz leichter entspannen können. Wenn Sie Ihre Konzentrationsfähigkeit verbessern wollen, sollten Sie in Ihrem Arbeitszimmer oder in Ihrer Arbeitsecke Akzente mit Gelb setzen. Nach einem anstrengenden Arbeitstag will man sich in seinem Wohnzimmer erholen und sich mit Freunden oder der Familie entspannen. Dieses eher verspielte, kindliche Element betont man durch Grün, zum Beispiel in Form von Zimmerpflanzen.

Vielleicht sind Sie ja auch eher philosophisch oder künstlerisch veranlagt. Dann sollten Sie Violett für Ihre Bibliothek, Ihr Arbeitszimmer oder Atelier wählen, um eine Atmosphäre der Inspiration zu schaffen. Sportliche Zeitgenossen finden hingegen Spaß daran, sich im Keller einen Hobbyraum mit Hanteln, Ergometer und anderen Fitneßgeräten einzurichten. Achten Sie darauf, dabei viel Rot zu verwenden, denn das stimuliert die Muskeln und den Puls.

In vielen Wohnungen ist das Eßzimmer ein natürlicher und wichtiger Treffpunkt. Während der Mahlzeiten sind alle Familienmitglieder versammelt, deshalb sollten die Farben hier warm und appetitanregend sein. Orange in seinen unterschiedlichen Variationen ist in diesem Fall die geeignetste Farbe, da es die archaische Erinnerung an heimelige Lagerfeuer in uns wachruft. Wer Beschwerden mit dem Magen oder der Verdauung hat, sollte auf alle Fälle daran denken! Auch Kinder, die nicht essen wollen, können durch das vertraueneinflößende Orange gefühlsmäßig unterstützt werden. Wer unter Anorexie leidet, sollte selbstverständlich die gleichen Überlegungen anstellen.

Auch die Farbe dessen, was wir essen und trinken, hat eine wichtige therapeutische Bedeutung, aber hier treten gewisse natürliche Einschränkungen auf. Mit den Farben von Lebensmitteln kann man nicht nach Belieben herumexperimentieren. Allerdings sind viele leckere Dinge von Natur aus herrlich goldbraun und goldorange, wenn auch Gurken immer grün und Himbeeren immer rot aussehen werden. Man kann jedoch zusätzlich mit farbigem Geschirr, bunten Tischtüchern, Servietten oder Kerzen eine freundliche Stimmung schaffen.

Appetitanregende Farben für den Eßtisch wählen

Farbtips für den Arbeitsplatz

Wenn wir nun weitere Bereiche Ihres Alltags unter die Lupe nehmen, gelangen wir wahrscheinlich zu Ihrem Arbeitsplatz im Büro oder in der Fabrik. Meistens hat man hier weniger Möglichkeiten, das Farbmilieu zu beeinflussen, aber es gibt doch einige Wege, wie man auch hier Arbeitsfreude und Wohlbefinden steigern kann.

Arbeitsplätze sollten farblich maßgeschneidert sein

Schreibunterlagen, Aktenordner, Vorhänge, Notizzettel, Stuhlkissen und andere Büromaterialien sind meistens in vielen verschiedenen Farben erhältlich. Sprechen Sie doch einmal mit Ihrem Chef oder Ihren Kollegen, vielleicht kann man ja ohne größere Kosten Arbeitsplätze farblich so maßschneidern, so daß sie den individuellen Bedürfnissen mehr entgegenkommen. An den Begriff der Ergonomie haben wir uns schon gewöhnt. Darunter verstehen wir, daß ein Schreibtischstuhl, oder eine Arbeitsbank, generell auf die Anatomie des Menschen optimal zugeschnitten sein muß und darüber hinaus individuell den Ansprüchen des jeweiligen Benutzers angepaßt werden kann. In der Zukunft wird uns wohl auch der Begriff der Fargonomie ähnlich vertraut werden, das heißt, die Farbgestaltung der Arbeitsplätze muß individuellen Anforderungen entsprechen.

Ein kurzsichtiger Mensch müßte dann beispielsweise nicht über einer blauen Schreibunterlage arbeiten, die verhindert, daß seine Augen korrekt fokussieren, und die ihn schwindelig werden läßt. Jemand mit hohem Blutdruck könnte seinen Arbeitsplatz mit so wenig Rot wie möglich ausstatten. Wer in Streßsituationen schnell Kopfschmerzen bekommt, kann gelbe Farben verbannen, die ihn nur irritieren.

In Werkstätten und Fabrikhallen sind zahlreiche gefährliche Maschinen in einem matten, neutralen Grün gestrichen, um die Augen zu beruhigen. Eine knallrote Bandsäge wäre durch die aufreizende Wirkung der Farbe lebensgefährlich und das Risiko, sich zu verletzen, sehr hoch. In vielen Industriezweigen ist die Farbgebung bereits teilweise gesetzlich vorgeschrieben, aber man ist dennoch weit davon entfernt, konsequent für deren Einhaltung zu sorgen. Wenn Sie also an gefährlichen Plätzen arbeiten, sollten Sie den Farben, die Sie nervös oder unruhig machen, mit Vorsicht begegnen und ihnen nach Möglichkeit aus dem Wege gehen – Sie erhöhen nämlich sonst die Verletzungsgefahr. Ein besonders großes Risiko besteht im Verkehrs- und Transportwesen, wo die schnellsten Autos oft feuerrot sind. Knallrote Fahrzeuge sind jedoch höchst ungeeignet für gestreßte Autofahrer, die dazu neigen, zu schnell zu rasen.

Vorsicht: Knallrote Autos verleiten zum Rasen

Spezielle Farbbehandlungen

All die Farbtherapiemöglichkeiten, die ich bisher beschrieben habe, sind ganz alltäglicher Natur und bedürfen eigentlich nur ein wenig Aufmerksamkeit und Phantasie, um greifbare Resultate zu bringen. Es gibt aber auch komplexere Methoden, mit denen man arbeiten kann, wenn man ein wenig freier experimentieren will. Ich habe schon an anderer Stelle darauf hingewiesen, daß gefärbtes Licht eine stärkere Wirkung hat als gefärbte Textilien, Papiere oder bunte Gebrauchsgegenstände. Deswegen sollten wir uns auch ein wenig Know-how zur Ausnutzung von Lichtquellen im Alltagsleben aneignen.

Viele der Beleuchtungen, die Sie zu Hause benutzen, sind bereits gefärbt, auch wenn Sie daran vielleicht nicht denken. Wenn Sie ein lustig flakkerndes Feuer anzünden, hat der Lichtschein einen kräftigen rotgoldenen Ton, der wärmend und belebend wirkt. Das gleiche gilt für Kerzenlicht mit seinem goldenen Schein, das eine so behagli-

Kerzenlicht sorgt für eine behagliche Stimmung

che Stimmung schafft und Gesichter warm beleuchtet. Sogar gewöhnliche Glühlampen haben einen Überschuß an den warmen Farben Rot, Orange und Gelb, während die kühlen blauen Töne unterrepräsentiert sind. Warme Lichtmilieus wirken eigentlich immer gemütlich und heimelig, aber man sollte auch daran denken, daß rötliche Farben unter anderem stets den Pulsschlag beschleunigen. Wenn man daher aus Gesundheitsgründen diese Farben vermeiden möchte, muß man zu Alternativen greifen. Halogenlampen geben als Lichtstrahler ein kälteres Licht, das mehr blauweiß ist und daher dem Sonnenlicht ähnelt. Es sind auch besondere Lichtröhren erhältlich, die dem Tageslicht sehr nahe kommen und deren kühleres Spektrum bei Bluthochdruck zu bevorzugen ist.

Experimentieren Sie mit farbigen Lichtstrahlern und Lampenschirmen

Natürlich können Sie Lampen und Lichtröhren auch manipulieren, so daß spektakulärere Lichteffekte entstehen. Am verbreitetsten sind gefärbte Lampenschirme, die Sie sicherlich ebenfalls benutzen, ohne groß darüber nachzudenken. Um systematischer vorzugehen, können Sie mehrere Lampen mit unterschiedlichen Farbschirmen kaufen. Ein Vorteil ist, daß man sie überdies problemlos auswechseln kann. Ein weiches Mitternachtsblau kann genau das richtige für die Nachttischlampe am Bett sein. Wenn Sie die Gutenachtgeschichte in einem an die Dämmerung erinnernden Licht vorlesen, schlafen Ihre Kinder mit Sicherheit leichter ein.

Falls Sie es sich ganz einfach machen wollen, können Sie um die Lichtquelle herum gefärbte Seidenpapiere oder dünne Stofftücher in schönen Farben hängen. Achten Sie aber darauf, daß die Lampe nicht überhitzt wird und womöglich ein

Brand entsteht! Deshalb empfiehlt sich diese Methode auch eher beim Experimentieren mit gefärbten Leuchtröhren. Für professionellere Anwendungen gibt es Farbfilter aus Plastik, denen auch höhere Temperaturen nichts ausmachen. Wenn Sie eine künstlerische Ader besitzen, können Sie aus diesen Farbfolien schöne Muster ausschneiden und in ein sonnenbeschienenes Fenster hängen. Das kann dann fast wie ein kleines Kirchenfenster wirken, und wenn Sie Ihre Farbskala ändern wollen, so geht das kinderleicht. Vielleicht finden Sie sogar bei einem Antiquitätenhändler oder auf dem Flohmarkt ein altes buntes Bleifenster. Befestigen Sie es an einem hellen Platz, und erfreuen Sie sich an dem wunderbaren Spiel der Farben.

Das Sonnenlicht durch bunte Fensterfolien oder -gläser fallen lassen

Noch wirkungsvoller ist es, wenn Sie gefärbte Gläser in Form von therapeutischen Brillen direkt vor den Augen haben. Von roten Brillen sagt man, daß sie Depressionen lindern, während fixe Ideen mit Türkis gedämpft werden können. Auf diesem Gebiet sollten Sie sich allerdings nur sehr behutsam bewegen und ohne Beratung durch einen Arzt oder Psychologen keine größeren Experimente wagen.

Ich will Ihnen an dieser Stelle auch etwas über die eher esoterischen Farbtherapien verraten, die seit langer Zeit im Osten angewendet werden. Gefärbte Massageöle oder Hautcremes können direkt auf die Körperteile aufgetragen werden, wo Heilung nötig ist. Die Haut verarbeitet die Farbinformationen und gibt sie an die Zellen weiter. Wählen Sie die Nuancen nach der kleinen Rezeptsammlung unserer Hausapotheke aus.

Mit farbigen Massageölen die Körperzellen stimulieren

Fein geschliffene Glas- oder Kristallprismen brechen weißes Licht in allen Regenbogenfarben.

Heilfarben visualisieren oder über sie meditieren

Diese Farben zu betrachten, hielt man schon in der Antike für heilsam und wohltuend. Es gibt eine noch subtilere Art, mit Farben zu heilen, ohne daß man sich dafür eine besondere Ausrüstung zulegen müßte: Setzen Sie sich bequem hin, und schließen Sie die Augen. Visualisieren Sie nun die Farben, von denen Sie wissen, daß Sie Ihnen für Ihr inneres Gleichgewicht guttun. Diese Technik verlangt allerdings ein bißchen Übung im Visualisieren und einiges an Konzentration, aber sie ist unglaublich wirksam.

Farbinformationen trinken

Schließlich will ich noch auf eine andere Methode hinweisen, wie man mit «unsichtbaren» Farben arbeiten kann. Nehmen Sie eine getönte Glasflasche in einer passenden Farbnuance, oder kleben Sie gefärbte Plastikfolie um eine Flasche herum. Füllen Sie die Flasche dann mit Wasser, und lassen Sie sie einige Stunden in der Sonne stehen. Das so behandelte Wasser können Sie dann entweder gleich trinken oder im Kühlschrank zur späteren Verwendung aufbewahren. Natürlich verändert das Wasser seine Farbe nicht, aber es enthält nun die unsichtbare Farbinformation, die Ihr Körper aufnehmen wird. Verschiedene Farben geben dem Wasser einen ganz unterschiedlichen Gehalt. Sie können zum Beispiel eine grüne Flasche wählen, wenn Sie nicht so früh altern wollen – der Schluck aus dem Jungbrunnen wird Ihnen ganz leicht gemacht!

Zum Schluß dieses Kapitels sollten einige Vorsichtsmaßnahmen nicht fehlen. Sie haben jetzt sicherlich verstanden, daß Farben und Licht Mittel von sehr starkem Einfluß sind, die man nicht wahllos verwenden sollte. Wenn Sie gern mit verschiedenen Formen von farbigem Licht experimentieren wollen, müssen Sie besonders achtsam sein. Eine gefärbte Lichtquelle dürfen Sie niemals direkt auf jemand anderen richten, und Sie selbst sollten natürlich auch nicht direkt in gefärbtes Licht blicken! Versuchen Sie auch nicht, ein «Farbsolarium» zu bauen – das kann schlimme Konsequenzen für Ihre Gesundheit haben.

Vor sorglosem Umgang mit Farblicht sei nachdrücklich gewarnt!

Kinder sollte man nie starken Lichtfarben aussetzen, da diese auf die Kleinen beunruhigend oder erschreckend wirken können. Wenn Sie mit psychisch labilen oder entwicklungsgestörten Menschen zu tun haben, sollten Sie sich darüber im klaren sein, daß starke Signalfarben manchmal dramatische Reaktionen auslösen. Tiefes Rot kann schreckliche Rasereien hervorrufen. Epileptiker sind ebenfalls überempfindlich gegen Rot und ertragen genausowenig Lichtblitze und blinkende Lampen.

Für alle diese risikobeladenen Fälle gibt es eine alte, erprobte Therapieform, die keine unangenehmen Nebenwirkungen aufweist: Die Farben der Natur haben immer eine tröstende und erleichternde Wirkung, und im Wechsel der Jahreszeiten hat man Gelegenheit, die wunderbarsten Farbspiele zu erleben. Das grüne Frühlingsgras, das gelbe Getreidefeld des Sommers, das bunte Herbstlaub und die bläulichen Schneehügel des Winters...

Farbe als Lebensstil

Mode

Männer sollten wieder Farbe bekennen

Wenn Sie die dynamische Welt der Farben entdeckt haben, spüren Sie vielleicht, daß Sie gern Ihre eigenen verborgenen Talente hervorlocken und Ihre persönliche Note entfalten würden. Die Farben sind die stärksten Signale in der Natur – und warum sollten wir Menschen uns nicht ebenfalls in voller Pracht zeigen? Unsere alltägliche Umgebung ist nur zu oft grau und mittelmäßig, und das wirkt sich auf die Kreativität und Lebensfreude natürlich dämpfend aus. Bestimmt kennen Sie auch einige wunderbare Menschen, die sich tagein tagaus wie graue Mäuse kleiden oder sich hinter einer neutralen, nichtssagenden Fassade verstecken. Das gilt ganz besonders für die Männer, denen es gesellschaftliche Konventionen seit jeher verbieten, ihre Gefühle offen zu zeigen. In der Masse der Gesellschaft ist das gefährlich monoton, und anonyme, sich immer vorsichtig bedeckt haltende Menschen, riskieren leicht, übersehen oder vergessen zu werden. Sicherlich wollen auch Sie, daß man weiß, wer Sie sind, und daß Ihr Auftreten einen unverwechselbaren Eindruck hinterläßt.

Seien Sie also mutig, und starten Sie eine ganz persönliche Imagekampagne, bei der Farben Ihre Schokoladenseiten betonen. Ein richtiger Mann versteckt sich nicht nur in dunkelblauen Anzügen. Schauen Sie bloß, wie Mozart oder König Ludwig XIV. sich kleideten – in leuchtenden Samtstoffen wie Goldbordüren und Spitzenkragen! Durch kräftige Farben signalisiert man Stärke, Courage, Lebensfreude, und das wirkt attraktiv. Dieses Prinzip macht sich Mutter Natur seit Millionen Jahren zunutze. Und es funktioniert immer noch: Tanzlustige Damen, gekleidet in leuchtendes Rot, werden so gut wie immer zum Tanz aufgefordert. Klare Nuancen stehen für spontane Gefühle und eine offene Lebenseinstellung. Diese Impulse werden – und das ist das Besondere wie auch Wirkungsvolle – auf einer eher unbewußten Ebene blitzschnell ausgesendet. Die Farben, die Sie tragen, werden einen viel stärkeren Eindruck machen als alles, was Sie sagen. Man hat herausgefunden, daß viele Freundschafts- und Liebesbande auf dieser stillschweigenden Kommunikation beruhen. Achten Sie daher darauf, daß Sie keine doppelten Botschaften aussenden und daß Ihre farbigen Signale im Endeffekt nicht aggressiv oder abblockend wirken.

Farben sagen mehr als tausend Worte

Wenn Sie gute Freunde zum gemütlichen Zusammensein einladen, sollten Sie nicht ein scharfes Gelb-Schwarz als Willkommensgruß wählen. Das ist schließlich der Farbcode des Leoparden, der einen bevorstehenden Angriff ankündigt! Wenn Sie kräftiges Rot mit grünen Tönen kombinieren, verbinden das viele Menschen im westlichen Teil dieser Welt mit einer weihnachtlichen Stimmung und zeigen sich automatisch großzügig und wohlwollend. Wenn man dagegen Weiß mit Marineblau verwendet, steigen eher Bilder einer Sommerregatta in St. Tropez vor uns auf. Die Trias Rot-Weiß-Blau weckt andererseits in Amerika patriotische Gefühle.

Einige dieser Reaktionen beruhen auf uralten, biologischen Prägungen, andere sind sozialer oder kultureller Natur und in frühen Kindertagen erlernt worden. Wenn Sie die Welt der Farben betreten, werden Sie ganz neue Zusammenhänge entdecken, die Sie vorher vielleicht ignoriert haben. Sie bekommen zahlreiche neue Kommunikationswege und spannende Anregungen für Ihre kreativen Fähigkeiten geliefert!

Werbung

Farbreize kommerziell nutzen

Wenn Sie in den Bereichen Marktforschung, Mode oder Design arbeiten, merken Sie schnell, welche Goldgrube sich Ihnen mit einer genauen Farbkenntnis eröffnet. Auf der einen Seite können Sie nun als wagemutiger Farbenmensch die ganze Palette anwenden und neue, kreative Ideen lancieren. Auf der anderen Seite sind Sie in der Lage, mit gründlichen Farbkenntnissen wissenschaftlich zu argumentieren und bei Ihren Projekten Fehleinschätzungen zu vermeiden.

Bei der Wahl von Farben besteht allerdings nur zu oft die große Gefahr, unkritisch persönlichen Neigungen nachzugehen. Eine falsch durchdachte Farbstrategie kann sich im nachhinein aber als sehr teuer erweisen! Das betrifft in der Praxis sowohl die Farbgebung von Waren als auch ihre Verpackung, darüber hinaus Schilder oder Logos, Schaufensterdekorationen oder Messestände, um nur einige Beispiele zu nennen. Die Farbwahl ist hier von ausschlaggebender Bedeutung, weil alle Textinformationen viel langsamer aufgenommen werden als die gefühlsgesteuerten Farbsignale. In Kaufsituationen handelt man oft emotional und bezieht den Verstand erst im zweiten Schritt mit ein.

Bedenken Sie daher, daß ein kräftiges Rot bewirkt, daß die Menschen sich spontan großartig fühlen und deshalb leichter Geld ausgeben. Sie treffen impulsiv ihre Kaufentscheidung, aber vielleicht ärgern sie sich auch genauso schnell über ihre Wahl. Deshalb eignet sich Rot nicht für die gediegene Präsentation von teuren Waren. Blau ist hier empfehlenswerter, weil es zum Nachdenken anregt, und wenn der Kunde sich erst einmal entschieden hat, wird das Geschäft auch so rasch abgeschlossen.

Braun signalisiert Vorsicht und Geiz. Wenn Sie also nicht gerade Pfefferkuchen verkaufen, kann es leicht an alles erinnern, was mit Erde verbunden ist. Seien Sie auch vorsichtig mit der kommerziellen Verwendung von Gelb, das dazu tendiert, uns munter und geistreich fühlen zu lassen. Aber es macht auch lange Finger, und man bringt Gelb mit einer Neigung zum Diebstahl in Verbindung! Grün dagegen macht uns weicher und ehrlicher.

Eigentlich können Sie Farben überall als Hilfsmittel einsetzen. Wenn Sie etwa in Ihrer Firma für Einstellungsgespräche zuständig sind, können Sie mit einem Farbtest zuverlässigere Informationen bekommen, als dies durch ein bloßes Gespräch möglich wäre. Gefühle und Charakterzüge kann man mit der Hilfe von Farben viel leichter deuten, und man vermeidet vorschnelle Urteile, zu denen ein formelles Kennenlernen allzu leicht verführt.

Farbtests liefern zuverlässige Informationen bei Personalentscheidungen

Unterricht und Lernen

Sie sehen, wie viele wirkungsvolle Strategien Ihnen Ihr neues Farbleben eröffnet. Man könnte es fast mit dem Erlernen einer neuen Sprache vergleichen. Auch wenn ich Ihnen nur das ABC beigebracht habe, können Sie jetzt bereits auf eigene Faust weiterexperimentieren.

Wenn Ihre Interessen auf den Gebieten der Psychologie oder Pädagogik liegen, stehen Ihnen damit natürlich unglaublich interessante Möglichkeiten zur Verfügung. Bei allen Formen der Unterweisung oder des Unterrichts werden Sie entdecken, welch wertvolle Stütze die verborgene Sprache der Farben ist. Gerade auch deshalb, weil sie so viel schneller verstanden wird als schriftliche Mitteilungen.

Farben unterstützen Kinder mit Lernproblemen

Naheliegend ist, Farben in erster Linie bei Kindern mit Lernproblemen anzuwenden, egal ob es sich um Rechenschwäche, Legasthenie, Dyslexie oder eine andere Lese- oder Schreibschwäche handelt. Aber auch in Erwachsenenkursen, Fortbildungsveranstaltungen oder Berufsschulen hat die Farbpädagogik ihren Platz. Durch kluges Einsetzen von Farbstimuli schärft man das Gedächtnis, und zahlreiche neue Assoziationswege, die das Lernen erleichtern, entfalten sich.

Machen Sie also einmal Inventur bei Ihren Lehrmitteln, und überlegen Sie, was Sie einführen können, um mit Farbinformationen zu arbeiten. Benutzen Sie nicht nur weißes Schreibpapier, sondern variieren Sie je nach Gelegenheit. Das gilt auch für die Farbe von Tinte, Schreibmaschinenfarbbändern und Stiften. Eine blaue Mitteilung wirkt ruhig und sachlich, und eignet sich vielleicht besonders für den Mathematikunterricht. Rot paßt besser zu abenteuerlichen Themen oder zu Liebesbriefen. Schwarz ist immer korrekt und läßt keinen Übermut aufkommen.

Achten Sie auch auf die Farben von Vorhängen, Schultischen, Bildern, Kreiden, Wandtafeln und

Lampen, ohne dabei jedoch ihre Funktion außer acht zu lassen. Vergessen Sie auch nicht, Ihre eigene Kleidung pfiffig aufzupeppen, wenn Sie als Pädagoge auftreten müssen. Ihre Farben sagen genausoviel aus wie Ihre Worte oder Ihre Gesten; achten Sie also darauf, daß Sie auf allen Ebenen dieselbe Sprache sprechen.

Auf allen Ebenen die gleiche Sprache sprechen

Ich hoffe nun, daß Sie nach der Lektüre dieses Buches ein viel bunteres Leben führen werden und wünsche Ihnen, daß Sie die Farben zur täglichen Inspiration nutzen und den Zuwachs an Gesundheit, Erkenntnis und Freude deutlich verspüren. Machen Sie also die Augen auf, und lassen Sie die phantastische Farbwelt um Sie herum auf sich wirken! Die Farben ermuntern Sie, auf Entdeckungsfahrt zu gehen.

Literatur

Farbenlehre und andere Grundlagen

Assagioli, R.: *Psychosynthesis.* Turnstone Books, London 1965.
Babbitt, E.: *The Principles of Light and Color.* Private Publication, New Jersey 1896.
Beesley, R.: *The Robe of Many Colours.* White Lodge, Kent 1982.
Benz, E. u. a.: *Color Symbolism.* Spring Publications, Dallas 1977.
Berlin, B./Kay, P.: *Basic Color Terms.* University of California Press, Berkeley 1969.
Brou, P. u. a.: *The Colors of Things.* Scientific American, 255(3), 1986, S. 80–87.
Broughton, W. (Hrsg.): *Colour and Life.* Institute of Biology, London 1964.
Buck, R.: *Human Motivation and Emotion.* Wiley, New York 1988.
Cheskin, L.: *Colors – What They Can Do for You.* Liveright Publishing, New York 1947.
Delbrück, M.: *Mind From Matter.* Blackwell, Palo Alto 1986.
Dinshah, D.: *Let There be Light.* Dinshah Society, New Jersey 1985.
Frieling, H./Browers, E. L./Knecht, S.: *Lebendige Farbe.* Von dem Umgang mit Farben und ihrer Macht. Muster-Schmidt, Göttingen 1974.
Frieling, H.: *Gesetz der Farbe.* 3. Aufl. Muster-Schmidt, Göttingen 1990.
Gekeler, H.: *DuMonts Handbuch der Farbe.* Systematik und Ästhetik. DuMont, Köln 1988.

Gekeler, H.: *Taschenbuch der Farbe*. DuMont, Köln 1991.

Goethe, J. W.: *Farbenlehre*. Einleitung und Kommentar von Rudolf Steiner. 5 Bände. Verlag Freies Geistesleben, Stuttgart 1988.

Grandis, L. de: *Theory and Use of Colour*. Blandford Press, Poole 1984.

Healey, D.: *Living With Colour*. Macmillan, London 1982.

Itten, J.: *Kunst der Farbe*. Subjektives Erleben und objektives Erkennen als Wege zur Kunst. 18. Aufl. Ravensburger Buchverlag, Ravensburg 1991.

Jones, T.: *The Art of Light and Color*. Van Nostrand Reinhold, New York 1972.

Jung, C. G./Franz, M. L. von (Hrsg.): *Der Mensch und seine Symbole*. 12. Aufl. Walter, Olten/Freiburg 1991.

Jung, C. G.: *Das Seelenproblem des modernen Menschen*. In: Gesammelte Werke, Band 10. 3. Aufl. Walter, Olten/Freiburg 1986.

Klebe, I./Klebe, J.: *Die sieben Farben des Regenbogens*. Eine populärwissenschaftliche Darstellung der verschiedenen Aspekte des Phänomens Farbe und seiner Anwendungen. Deutscher Verlag der Wissenschaften, Berlin 1990.

Knuf, J.: *Unsere Welt der Farben*. Symbole zwischen Natur und Kultur. DuMont, Köln 1988.

Küppers, H.: *Das Grundgesetz der Farbenlehre*. DuMont, Köln 1978.

Küppers, H.: *Harmonielehre der Farben*. Theoretische Grundlagen der Farbgestaltung. DuMont, Köln 1989.

Küppers, H.: *Die Logik der Farbe*. Theoretische Grundlagen der Farbenlehre. 2. Aufl. Callwey, München 1982.

Livingstone, M.: *Art, Illusion and the Visual System*. Scientific American, 258(1), 1988, S. 68–75.

Mahnke, F./Mahnke, R.: *Color and Light in Man-Made Environments*. Van Nostrand Reinhold, New York 1987.

Maslow, A.: *Psychologie des Seins.* Ein Entwurf. 3. Aufl. Fischer Taschenbuch Verlag, Frankfurt/Main 1990.

Newton, I.: *Optik.* Herausgegeben und übersetzt von William Abendroth. Vieweg, Wiesbaden 1983.

Pawlik, J.: *Theorie der Farbe.* Eine Einführung in begriffliche Gebiete der ästhetischen Farbenlehre. 9. Aufl. DuMont, Köln 1990.

Schultze, W.: *Farbenlehre und Farbenmessung.* Springer, Berlin 1975.

Steiner, R.: *Das Wesen der Farben.* Rudolf Steiner Verlag, Dornach 1989.

Varley, H. (Hrsg.): *Colour.* Marshall Editions, London 1980.

Walch, M.: *The Colour Source Book.* Thames & Hudson, London 1971.

Wald, G.: *Life and Light.* Scientific American, 201, 1959, S. 92–108.

Zwimpfer, M.: *Farbe – Licht, Sehen, Empfinden.* Eine elementare Farbenlehre in Bildern. Haupt, Bern/Stuttgart 1985.

Psychologie der Farben

Beer, U.: *Was Farben uns verraten.* Kreuz, Stuttgart 1992.

Braem, U.: *Die Macht der Farben.* Was Farben über die Persönlichkeit aussagen, wie sie wirken und welche Gefühle sie auslösen. 2. Aufl. mvg, München 1991.

Birren, F.: *Color Psychology and Color Therapy.* Citadel Press, New Jersey 1961.

Birren, F.: *Color and Human Response.* Van Nostrand Reinhold, New York 1978.

Fortier, R.: *Response to Color and Ego Functions.* Psychological Bulletin 50, 1953, S. 41–63.

Frieling, H.: *Mensch und Farbe.* Wesen und Wirkung von Farben in allen menschlichen und zwischenmenschlichen Bereichen. Muster-Schmidt, Göttingen 1981.

Gerard, R.: *Color and Emotional Arousal.* American Psychologist, 13, 1958, S. 340.

Heiß, R./Halder, P.: *Der Farbpyramidentest.* Textbuch. 2. Aufl. Verlag Hans Huber, Stuttgart 1975.
Heller, E.: *Wie Farben wirken.* Farbpsychologie, Farbsymbolik, kreative Farbgestaltung. Rowohlt, Reinbek 1991.
Koch, W. A.: *Deine Farbe – Dein Charakter.* Farbentyp und Menschenkunde. 3. Aufl. Rohm, Bietigheim-Bissingen 1988.
Lüscher, M.: *Der 4-Farben-Mensch.* Der Weg zum inneren Gleichgewicht. Mit neuem Lüscher-Test. Goldmann, München 1992.
Lüscher, M.: *Die Lüscher-Farben zur Persönlichkeitsbeurteilung und Konfliktlösung.* Mosaik, München 1989.
Meer, J.: *The Colors of Behavior.* Psychology Today, 9, 1985, S. 66–67.
Mella, D. L.: *Was Farben verraten.* Farbpsychologie im Alltag. Droemer Knaur, München 1992.
Rhodes, G./Thame, S.: *Die Farben des Menschen.* Was Farben über unsere Persönlichkeit verraten. Heyne, München 1992.
Riedel, I.: *Farben in Religion, Gesellschaft, Kunst und Psychotherapie.* Kreuz, Stuttgart 1983.
Sharpe, D.: *The Psychology of Color and Design.* Littlefield & Adams, New Jersey 1981.
Vollmar, K.: *Das Geheimnis der Farbe Rot.* Einladung zum Spiel mit dem Feuer. Ein Lese- und Übungsbuch zur Symbolik und Psychologie einer starken Farbe. Edition Tramontane, Bad Münstereifel 1992.
Vollmar, K.: *Schwarz-Weiß.* Bedeutung und Symbolik der beiden gegensätzlichsten Farben. Goldmann, München 1992.

Angewandte Farbpsychologie

Buscher, C.: *Farbberatung.* Alle Farben, die Ihnen wirklich stehen. Falken, Niederhausen 1991.
Danger, E.: *Using Color to Sell.* Gower Press, Boston 1969.

Erdtmann, Johanna E.: *Schöner und erfolgreicher durch die richtigen Farben.* 7. Aufl. mvg, München 1991.

Eschmann, K.: *Farbe als Gestaltungselement.* Neue Farbenlehre in Theorie und Praxis. Muster-Schmidt, Göttingen 1989.

Faber, S.: *Mein Farbenbuch.* Die Magie der Farben. Unser Leben mit Farben. Der sichere Farbgeschmack. Die Naturbotschaft der Farben. Goldmann, München 1992.

Frieling, H.: *Farbe hilft verkaufen.* Farbenlehre und Farbpsychologie für Handel und Werbung. 3. Aufl. Muster-Schmidt, Göttingen 1981.

Lacy, M. L.: *Das Farborakel.* Die psychologische und spirituelle Bedeutung der Farben. Droemer Knaur, München 1992.

Pilbrow, R.: *Stage Lighting.* Studio Vista, London 1979.

Schröder, A./Vogel, L.: *Farbgeschichten.* Pädagogisch-malerische Anregungen für Eltern, Erzieher und Therapeuten. 2. Aufl. Verlag Freies Geistesleben, Stuttgart 1989.

Zelanski, P./Fischer, M.: *Colour for Designers and Artists.* Herbert Press, London 1989.

Heilkraft der Farben

Edomin, I. (Hrsg.): *Colour in Health and Disease.* Greater World Arts, 1979.

Gimbel, T.: *Healing Through Colour.* Daniel, Essex 1980.

Godson, P.: *Farben und Gesundheit.* Die praktische Anwendung der heilenden Farbschwingungen. Edition Tramontane, Bad Münstereifel 1991.

Heline, C.: *Healing With Color.* Rowney, Santa Barbara 1975.

Hulke, W.-M.: *Das Farben-Energiebuch.* Farbtherapie – die Heilmethode der Zukunft. Windpferd, Aitrang 1992.

Hulke, W.-M.: *Das Farben-Heilbuch.* Über den praktischen Umgang mit Farben und ihren Wirkungen auf Körper, Seele und Geist. Windpferd, Aitrang 1991.

Jones, A.: *Die Geheimnisse der Farben.* Wie Farben wirken, heilen, harmonisieren und stimulieren. Windpferd, Aitrang 1991.

Kammerer, R.: *Die heilenden Kräfte der Düfte und Farben.* Hirthammer, München 1989.

Kraaz von Rohr, I.: *Gesundes Leben aus Glaube, Licht und Farben.* Das Familienbuch der ganzheitlichen Gesundheitslehre. Heyne, München 1992.

Mandel, P.: *Praktisches Handbuch der Farbpunktur.* Energetik Verlag, Bruchsal 1986.

Muths, C.: *Farbtherapie.* Mit Farben heilen, der sanfte Weg zur Gesundheit. Farben als Schlüssel zur Seele. Heyne, München 1992.

Ott, J.: *Health and Light.* Devon Adair, Connecticut 1973.

Ray, C.: *Mit Farben meditieren.* Ein kreativer Weg zu bewußter Wahrnehmung, Entspannung und Selbstheilung mit Farbe und Licht. Edition Tramontane, Bad Münstereifel 1992.

Schiegl, H.: *Color-Therapie.* Heilung durch Farben. Verlag Hermann Bauer, 4. Aufl. Freiburg 1988.

Vollmar, K.: *Farben – ihre natürliche Heilkraft.* Farben in ihrer Wirkung auf unser Leben wahrnehmen, ihre Kraft nutzen, Lebensenergie anregen. Gräfe und Unzer, München 1991.

Wilson, A./Bek, Lilla: *Farbtherapie.* Farben als Schlüssel zur Seele und Medium der Heilung. Scherz, Bern / München / Wien 1989.

Wood, B.: *The Healing Power of Colour.* Aquarian Press, Northampton 1984.

Farben in Medizin und Naturwissenschaft

Aaronson, B.: *Hypnotic Induction of Coloured Environments.* Perception and Motor Skills, 30(18), 1964, S. 30.

Anderson, J.: *Blinking Coloured Light May Provide Migraine Relief.* Mind Brain Bulletin, 15(4), 1990.

Barrett, D.: *Preference for Color or Tint and Some Related Personality Data.* Journal of Personality, 15, 1946–47, S. 222–232.

Basford, J.: *Low-Energy Treatment of Pain and Wounds.* Mayo Clinical Proceedings, 61, 1986, S. 671–675.

Cerbus, G./Nichols, R.: *Personality Variables and Response to Color.* Psychological Bulletin, 60(6), 1963, S. 566–575.

Choungourian, A.: *Color Preferences. A Crosscultural and Crossectional Study.* Perceptual and Motor Skills, 28, 1969, S. 801–802.

Favreau, O./Corballis, M.: *Negative Aftereffects in Visual Perception.* Scientific American, 235(6), 1976, S. 42–48.

Gambert, S.: *Reduced Exposure to Sun Found in Alzheimers.* Brain Mind Bulletin, 14(4), 1990.

Goldstein, K.: *Some Experimental Observations Concerning the Influence of Colors on the Function of the Organism.* Archives of Occupational Therapy, 21, 1942, S. 147–151.

Guilford, J.: *Affective Value of Color as a Function of Hue, Tint and Chroma.* Journal of Experimental Psychology, 17, 1934, S. 342–370.

Hamid, P./Newport, A.: *Effect of Color on Physical Strength and Mood in Children.* Perceptual and Motor Skills, 69, 1989, S. 179–185.

Hoek, L. van: *The Representation in the EEG of Chromatic Information in Visual Stimuli.* Ophtalmologica, 164, 1972, S. 355.

Ivanov, A.: *Soviet Experiments in Eye-less Vision.* International Journal of Parapsychology, 6, 1964, S. 5–23.

Karu, T. u. a.: *Biostimulation of HeLa Cells by Low-Intensity Visible Light*: Parts I–IV. Nuovo Cimento, I: 1(6), 1982, S. 828–840; II: 3(2), 1984, S. 309–318; III: 3(2), 1984, S. 319–325; IV: 5(6), 1985, S. 483–496.

Karu, T.: *Photobilogical Fundamentals of Low-Power Laser Therapy.* IEEE Journal of Quantum Electronics, 23(10), 1987, S. 1703–1717.

Makous, W.: *Cutaneous Color Sensitivity*. Psychological Review, 73, 1966, S. 280–294.
Malm, D./Murdin, P.: *Colours of the Stars*. Cambridge University Press, Cambridge.
Mandoli, D./Briggs, W.: *Fiber Optics in Plants*. Scientific American, 251(2), 1984, S. 80–88.
Mueller, P./Davies, R.: *Light a Potent Factor in Body Clocks*. Brian Mind Bulletin, 11(11), 1986.
Novomeisky, A.: *Nature of Dermooptic Sense*. International Journal of Parapsychology, 7, 1965, S. 341–367.
Pickford, R.: *Individual Differences in Colour Vision*. Routledge & Kegan Paul, London 1951.
Popp, F.: *Living Cells Emit Light*. Brain Mind Bulletin, 14(10), 1985.
Rosenfeld, A.: *Seeing Color With the Fingers*. Life, 36(12), 1964, S. 74–78.
Schauss, A.: *Tranquilizing Effect of Color Reduces Aggressive Behavior and Potential Violence*. Journal of Orthomolecular Psychiatry, 8(4), 1979, S. 218–221.
Simon, W.: *Number and Color Response of Some College Students*. Perceptual and Motor Skills, 33(1), 1971, S. 373–374.
Steven, D.: *The Dermal Light Sense*. Biological Review, 38, 1963, S. 204–240.
Trevor-Roper, P.: *Psychopathology of Colour*. Transactions of the Ophtalmologists Society U.K., 89, 1969, S. 251–257.
Wetterberg, L.: *The Pineal Hormone Melatonin as a Marker for a Subgroup of Depression*. Mediographia, 8(1), 1986.
Winfree, A.: *Resetting Biological Clocks*. Physics Today, 28, 1975, S. 34–39.
Youtz, R.: *Can Fingers See Color?* Psychology Today, 1, 1967–68, S. 37–41.

Register

Aggressivität 55
Akupunktur 85
Alternative Medizin 74
Allergien 157
Alltag 151, 154
Alpträume 130
Alzheimer-Krankheit 60
Amulette 22
Analytische Psychotherapie 134
Anderson, John 82
Angst 136, 142
Anorexie 161
Appetit 160
Arbeitsplatz 83, 152, 166, 167
Ausgeglichenheit 63
Avicenna 77
Ayurveda 85

Babbitt, Edwin 79
Beesley, Ronald 81
Beige 99
Beleuchtung 46, 169
Beschwerden 116
Bestrahlung 102, 116
Bewußtsein 142
Birren, Faber 83
Blau 27, 31, 56, 63, 65, 91, 148, 159
Blutdruck 54, 156
Braun 99
Brustkrebs 117, 125
Bulimie 121

Chakras 85
Choleriker 35
Cochenille 25

Dauerbestrahlung 19
Depressionen 139
Deutsch, Felix 79
Dinshah, Ghadiali 79

Edelsteine 75
Einrichtung 44, 166
Elfenbeinschwarz 25
Entspannung 56
Epilepsie 80, 82
Eßstörungen 160
Eßzimmer 166
Exorzismus 132

Fallstudien 116
Farbberater 41
Farbbestrahlung 69, 75
Farbblindheit 15
Farbbotschaften 151
Farbensehen 12
Farbfernsehen 46, 51
Farbgleichheit 103
Farblichttherapie 85, 136
Farbmagie 39
Farbmeditationen 81
Farbmedizin 155
Farbpaare 51
Farbpädagogik 178
Farbpyramidentest 67
Farbstoffe 43

Farbtests 65
Farbverunreinigungen 106
Fieber 159
Flaggen 28
Frieling 67
Fröhlichkeit 162
Frühgeburten 70
Frühlingsfarben 96

Garderobe 164
Gefühlskälte 157
Geisteskrankheit 132
Geiz 177
Gelb 27, 32, 88, 148, 158
Gelbgrün 95, 162
Gelbsucht 54, 70
Geschichte 74
Gimbel, Theo 81
Goethe, Johann Wolfgang von 78
Goldstein, Kurt 80
Gleichgewichtsstörungen 81
Grau 99
Grün 27, 31, 63, 90, 148, 156
Grundfarben 51, 99, 100

Halogenlampen 107
Haß 119
Haut 57, 58
Hautöle 82
Heraldik 29
Herz 157
Hinweisschilder 37
Hobbyraum 166
Hormone 53
Hysteriker 60

Indien 76, 84, 145
Indigo 25, 92, 148
Individualität 92
Infrarot 48, 57, 73, 94
Insekten 13
Inspiration 162
Intellekt 88

Kerzenlicht 169
Kinder 61, 140, 173
– krankenhäuser 81
Kirche 29, 78
Kommunikation 12, 88
Komplementärfarben 51
Konzentrationsstörungen 61
Kopfschmerzen 118, 159
Körperfunktionen 53
Kosmetik 106, 165
Krampfadern 125
Krebs 107, 108
Kriegsbemalung 23

Lampen 170
Langzeitwirkung 117, 138
Lapislazuli 25, 92
Laser 104, 107
Lebensmittel 42, 43
Leonardo da Vinci 78
Leuchtreklamen 19
Licht 47
– absorption 113
– empfindlichkeit 49
– experimente 107
– labor 71
– rezeptoren 109
– strahler 170
– zyklen 18
Lieblingsfarben 65
Lila 27
Lüscher, Max 66

Magersucht 122
Massageöle 171
Melancholiker 36
Migräne 82, 120, 136, 158, 163
Mischfarben 103
Mode 26, 41, 174
Monochrome Farben 102
Müdigkeit 159
Musik 58
Muskelkrämpfe 73

Nachbilder 51, 112
Nachttiere 13
Nägelkauen 118
Netzhaut 49
Newton, Isaac 78

Okkulte Farbsymbolik 34
Oliv 99
Orange 87, 148, 160

Parkinson-Krankheit 80
Pelzzucht 18
Pfister, Max 67
Phlegmatiker 36
Phototropismus 16
Placebo-Effekt 146
Pockennarben 69
Dr. Ponza 79
Psyche 59
Psychotische Zustände 140
Psychosomatische Erkrankungen 80
Purpur 24, 99

Rache 119
Rachitis 72
Rauschzustand 113
Regenbogen 48, 74
Religiöse Rituale 22, 76
Rembrandt 78
Rorschachtest 60
Rosa 27, 33
Rot 28, 30, 54, 62, 86, 147, 155, 175
Rotlichtviertel 31
Rubine 86

Sanguiniker 36
Saphire 91
Schamanen 22
Schattenlicht 16
Schlafstörungen 127, 136
Schlafzimmer 166
Schmucksteine 165

Schuldgefühle 162
Schulmedizin 69
Schuppenflechte 72
Schwarz 27, 32
Schwermut 163
Sehnerv 50
Sehschwelle 55
Selbstliebe 90
Sexualität 86, 125
Signalfarben 38
Sinnlichkeit 87
Sonnenstich 161
Spektralanalyse 103
Spielkasinos 62
Sportmode 40
Steiner, Rudolf 78
Stokes, Cecil 81
Straßenverkehr 38
Streß 153, 158
Symbiose 94
Symbole 143

Tarnung 14
Temperament 59
Temperaturempfindlichkeit 65
Terrakottafarben 44
Theater 45
Trauer 118
Träume 113
Treibhauskulturen 17
Türkis 44, 96, 161

Ultraviolett 48, 57, 72, 98
Universalität 98
Unspezifische Beschwerden 137
Unterricht 177
Ursprungsfarbe 99

Vergeßlichkeit 158
Verpackung 42
Vier Elemente 35
Vier Temperamente 35

Violett 93, 148, 162
Volksmedizin 74

Wärmeempfinden 65
Wall, Vicky 82
Weichlaser 110
Weinbau 17
Weiß 27, 32
Wellenlänge 47
Werbung 176

Winterdepression 71
Wochentage 34
Wohnung 44
Wohnzimmer 166
Wut 156

Zellstoffwechsel 109
Zellteilung 110
Zuhause 164

Bildnachweis

BAVARIA/P. King Abb. 7
GRUNER + JAHR Abb. 10 und 12
IFA/LDW Abb. 11
JAHRESZEITEN VERLAG/Zuhause Abb. 4
HELGA LADE Abb. 5 und 8, S. Siering Abb. 9, Röhrig Abb. 6
K. RYBERG Abb. 1, 2, 3
TIOFOTO: T. Aarni Abb. 15, T. Arvidson Abb. 17, S. Karlsson Abb. 13, N. J. Norenlind Abb. 16, 19, 20, P. O. Stockman Abb. 14, 18